Wilhelm Krone, Michael Faust (Hrsg.)
Der endokrinologische Notfall

Wilhelm Krone, Michael Faust (Hrsg.)

Der endokrinologische Notfall

—

DE GRUYTER

Herausgeber
Prof. Dr. med. Wilhelm Krone
Uniklinik Köln
Poliklinik für Endokrinologie,
Diabetologie und Präventivmedizin
Kerpener Str. 62
50937 Köln
wilhelm.krone@uk-koeln.de

Dr. med. Michael Faust
Uniklinik Köln
Poliklinik für Endokrinologie,
Diabetologie und Präventivmedizin
Kerpener Str. 62
50937 Köln
michael.faust@uk-koeln.de

ISBN: 978-3-11-059155-2
e-ISBN (PDF): 978-3-11-059181-1
e-ISBN (EPUB): 978-3-11-059158-3

Library of Congress Control Number: 2020950616

Bibliografische Information der Deutschen Nationalbibliothek
Die Deutsche Nationalbibliothek verzeichnet diese Publikation in der Deutschen Nationalbibliographie; detaillierte bibliografische Daten sind im Internet über http://dnb.d-nb.de abrufbar.

© 2021 Walter de Gruyter GmbH, Berlin/Boston
Einbandabbildung: Shidlovski / iStock / Getty Images
Satz: L42 AG, Berlin
Druck und Bindung: CPI books GmbH, Leck

www.degruyter.com

Inhalt

Verzeichnis der Autoren

Prof. Dr. med. Wilhelm Krone
Uniklinik Köln
Poliklinik für Endokrinologie,
Diabetologie und Präventivmedizin
Kerpener Str. 62
50937 Köln
E-Mail: wilhelm.krone@uk-koeln.de
Kapitel 1, 9

Dr. med. Michael Faust
Uniklinik Köln
Poliklinik für Endokrinologie,
Diabetologie und Präventivmedizin
Kerpener Str. 62
50937 Köln
E-Mail: michael.faust@uk-koeln.de
Kapitel 2, 6, 10

Prof. Dr. med. Jörg Bojunga
Universitätsklinikum Frankfurt
Medizinische Klinik I
Schwerpunkt Endokrinologie, Diabetologie,
Ernährungsmedizin
Theodor-Stern-Kai 7
60590 Frankfurt am Main
E-Mail: Joerg.Bojunga@kgu.de
Kapitel 3, 4, 5

Dr. med. Katharina Schilbach
LMU Klinikum
Medizinische Klinik & Poliklinik IV
Campus Innenstadt
Ziemssenstr. 1
80336 München
E-Mail:
katharina.schilbach@med.uni-muenchen.de
Kapitel 7, 8

1 Diabetische Ketoazidose und hyperosmolares Koma

Wilhelm Krone

1.1 Einleitung

Die diabetische Ketoazidose (DKA) und das hyperglykämische hyperosmolare Syndrom (HHS) sind die beiden wichtigsten lebensbedrohlichen Komplikationen eines Diabetes mellitus. Die DKA ist charakteristischer Weise assoziiert mit dem Typ-1-Diabetes. Sie kann jedoch auch beim Typ-2-Diabetes unter Extremsituationen wie z. B. bei schwerer Infektion, Trauma oder kardiovaskulären oder anderen Notfällen auftreten.

1.2 Epidemiologie

Zur Inzidenz der DKA und des HHS gibt es keine verlässlichen Daten. Populationsstudien aus den USA zeigen eine Inzidenz der DKA von ca. 20–30 Fällen pro 1000 Diabetespatienten pro Jahr. Die Krankenhaussterblichkeit liegt um die 1 % [1]. Die Krankenhauseinweisungen wegen eines HHS sind deutlich niedriger als die wegen einer DKA. Allerdings ist die Sterblichkeit mit 10–20 % um das ca. 10-fache höher als die der DKA [2]. Die hohe Letalitätsrate der DKA und des HHS ist vor allem durch die Komorbiditäten und weniger durch die metabolischen Komplikationen der Hyperglykämie oder Ketoazidose bedingt. Die Prognose ist besonders schlecht bei älteren Patienten und bei Diabetikern, die komatös oder hypotensiv sind [3].

1.3 Pathogenese

Bei Gesunden wird die extrazelluläre Konzentration der Glukose vor allem durch zwei Hormone reguliert: Insulin und Glukagon. Wenn die Serumglukose nach einer Mahlzeit ansteigt, wird Glukose von der β-Zelle des Pankreas aufgenommen und initiiert eine Insulinausschüttung. Insulin führt zu einer Normoglykämie durch eine verminderte hepatische Glukoseproduktion – bedingt durch eine Reduktion der Glykogenolyse und Glukoneogenese – und vermehrte Glukoseaufnahme im Skelettmuskel und Fettgewebe. Die insulininduzierte Hemmung der Glukagonsekretion trägt zur verminderten hepatischen Glukosebildung bei.

https://doi.org/10.1515/9783110591811-001

Zwei extreme hormonelle Störungen sind im Wesentlichen für das Auftreten einer DKA und eines HHS bei Patienten mit einem entgleisten Diabetes verantwortlich:
- ein Insulinmangel und/oder eine Insulinresistenz
- ein Glukagonüberschuss – bedingt durch die fehlende suppressive Wirkung des Insulins

Der Glukagonüberschuss ist mitverantwortlich für das Auftreten einer DKA. Allerdings ist beschrieben, dass eine DKA auch bei Patienten mit kompletter Pankreatektomie, die keinerlei pankreatisches Glukagon sezernieren, auftreten kann, wenn das Insulin abgesetzt worden ist. Hinzu kommt eine vermehrte Sekretion der kontrainsulinären Hormone wie Kortisol, Katecholamine und Wachstumshormon, die die Glukose- und Ketonkörperbildung verstärken.

Die Glukosekonzentration bei einem HHS überschreitet häufig 1000 mg/dl, während sie bei der DKA in der Regel weniger als 800 mg/dl beträgt und oft zwischen 350–450 mg/dl liegt [4]. Gründe für die niedrigeren Glukosekonzentrationen bei der DKA sind: Patienten mit DKA werden eher früher mit Symptomen der Ketoazidose wie Dyspnoe, abdominelle Beschwerden sowie Übelkeit und Erbrechen stationär aufgenommen als später mit Symptomen, die durch die Hyperosmolalität bedingt sind. Hinzu kommt, dass die Patienten mit DKA häufig jünger sind und dementsprechend eine hohe glomeruläre Filtrationsrate haben. Als Folge können diese Patienten wesentlich mehr Glukose ausscheiden als die in der Regel älteren Patienten mit HHS.

Die hormonellen Störungen – insbesondere der Insulinmangel und Glukagonüberschuss – führen bei der DKA und dem HHS zu einer Hyperglykämie durch drei entscheidende Veränderungen im Glukosemetabolismus [5]:
- eine verminderte Glukoseverwertung in den peripheren Geweben
- eine erhöhte hepatische und renale Glukoneogenese
- eine erhöhte Glykogenolyse

Beides – Insulinmangel und Glukagonüberschuss – sind für die Entwicklung einer Ketoazidose verantwortlich. Insulinmangel und -resistenz – vor allem durch die stark erhöhten Katecholamine – führen zu einer vermehrten Lipolyse im peripheren Fettgewebe. Die freien Fettsäuren werden im Blut – vor allem an Albumin gebunden – zur Leber transportiert und von dieser aufgenommen. Sie werden dann durch die Bindung an das Coenzym A (CoA) aktiviert. Diese langkettigen Fettsäure-CoA werden dann in den Mitochondrien zu Acetyl-CoA abgebaut. Dieses Molekül kann grundsätzlich auf drei Wegen verstoffwechselt werden:
- durch Einschleusen in den Krebs-Zyklus, wo es zu CO_2 und H_2O oxidiert wird
- durch Transport ins Zytoplasma, wo es zu Fettsäuren synthetisiert wird
- durch Einschleusen in die Ketogenese, in der Acetessigsäure gebildet wird.

Da die ersten beiden Stoffwechselwege durch langkettige Acyl-CoA supprimiert sind, wird Acetyl-CoA bei den stark erhöhten Glukagon- und erniedrigten Insulinkonzen-

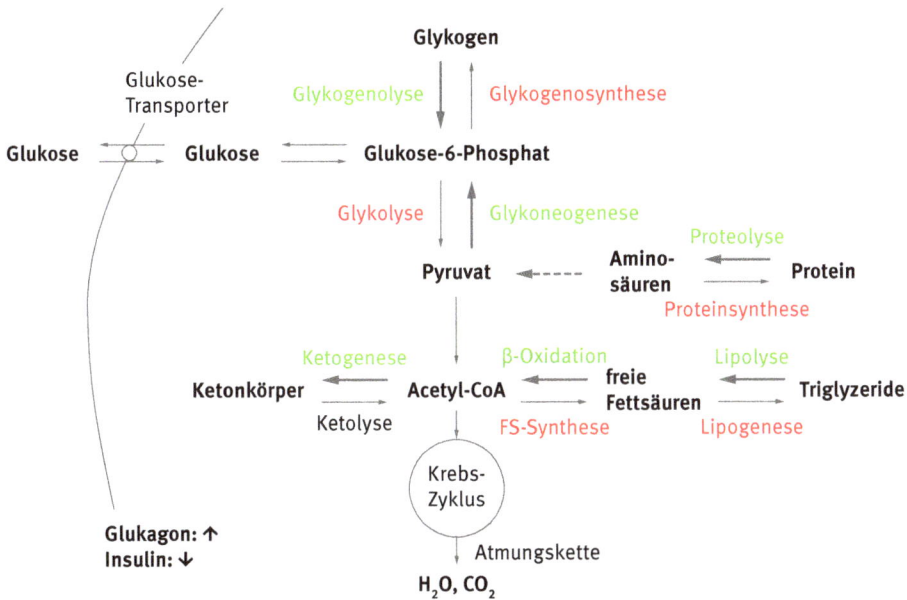

Abb. 1.1: Schematische Darstellung der Stoffwechselwege bei Insulinmangel. Heraufregulierte Stoffwechselwege sind in grün, herabregulierte in rot dargestellt (nach Faust et. al [6]).

trationen vor allem zu Acetessigsäure verstoffwechselt, die dann weiter zu β-Hydroxybuttersäure und Aceton umgebaut werden kann (Abb. 1.1).

Patienten mit HHS haben in der Regel keine Ketoazidose. Grund dafür ist, dass die beim HHS noch vorhandenen geringen Insulinkonzentrationen ausreichen, die Lipolyse im Fettgewebe zu supprimieren. Die im Gegensatz zur DKA geringere Erhöhung der Glukagonkonzentration und der damit höhere Insulin/Glukagonquotient minimieren die Ketogenese ebenfalls.

Die DKA tritt vor allem bei Patienten mit Typ-1-Diabetes auf, die wenig oder kein Insulin bilden, während das HHS vor allem bei älteren Patienten mit Typ-2-Diabetes diagnostiziert wird, bei denen zwar eine verminderte, jedoch noch vorhandene Insulinwirkung nachgewiesen werden kann. Bei Extremsituationen wie z. B. Sepsis oder Myokardinfarkt kann jedoch auch bei Typ-2-Diabetikern eine Ketoazidose auftreten – bedingt durch die stark erhöhten gegenregulatorischen Stresshormone.

Die DKA geht einher mit einer erhöhten Anionenlücke. Diese ist bedingt durch die vermehrte Bildung und Sekretion von β-Hydroxybuttersäure und Acetessigsäure. Die Anionenlücke wird berechnet, indem die Serumkonzentrationen des Chlorids und Bikarbonats von der des Natriums subtrahiert werden [7].

Serum – Anionenlücke = Serum-Natrium – (Serum-Chlorid + -Bikarbonat)

Die Schwere der metabolischen Azidose und die Höhe der Anionenlücke sind von verschiedenen Faktoren abhängig:
- Ausmaß und Dauer der Ketosäurenbildung
- Ausmaß der Ketosäurenverstoffwechselung
- Ausmaß der Ketosäurenausscheidung im Urin
- Verteilungsvolumen der Ketosäuren-Anionen

Die renale Ausscheidung der Ketosäuren-Anionen erhöht sich, wenn Patienten mit intravenösen isotonischen Infusionen behandelt werden, um die Hypovolämie zu korrigieren. Die Infusionsgabe reduziert die Anionenlücke; allerdings werden die Ketosäuren-Anionen als Natrium- und Kaliumsalze ausgeschieden. Als Folge kommt es zu einer hyperchlorämischen metabolischen Azidose. Beinahe alle Patienten mit DKA entwickeln bei einer intakten Nierenfunktion gleichzeitig in einem gewissen Ausmaß eine hyperchlorämische metabolische Azidose (ohne zusätzliche Anionenlücke), weil sie mit isotonischer Lösung und Insulin behandelt werden.

Die DKA wird verstärkt durch eine weitere organische Säure, nämlich Milchsäure. Eine klinisch signifikante Fraktion des Acetons und des Dihydroxyacetonphosphats – aus der Glykolyse stammend – kann zur Milchsäure umgebaut werden [8].

Die Osmolalität ist immer beim HHS, weniger bei der DKA erhöht. Die ausgeprägte Hyperosmolalität beim HHS ist zum einen bedingt durch die Erhöhung der Serumglukose, zum anderen durch die glukosebedingte osmotische Diurese, die zu einer elektrolytfreien Wasserausscheidung führt. Serum-Natriumverluste sind bedingt durch die Ketonurie, da die Ketosäuren als Natriumsalze ausgeschieden werden.

Die Patienten mit DKA und HHS haben auch hohe Kaliumverluste, die zwischen 300–600 mmol betragen [9]. Wichtige Ursachen dafür sind die erhöhte Kaliumausscheidung im Urin durch zum einen die osmotische Diurese und zum anderen die Ausscheidung der Ketosäuren als Kaliumsalze. Trotz dieser hohen Kaliumverluste ist die Kaliumkonzentration im Serum entweder normal oder in einem Drittel der Fälle erhöht. Dieses ist vor allem bedingt durch die Hyperosmolalität und den Insulinmangel.

Die auslösenden Faktoren für eine DKA oder HHS können in der Regel identifiziert werden. Die häufigsten Ursachen sind eine Infektion (oft Pneumonie oder Harnwegsinfekt) und eine Unterbrechung der bzw. eine inadäquate Insulintherapie. Ungenügende Flüssigkeitszufuhr durch zu Grunde liegende gesundheitliche Störungen – insbesondere bei älteren Patienten – können zu einer schweren Dehydratation und zum HHS führen [3].

1.4 Klinische Präsentation

Die DKA entwickelt sich relativ rasch, häufig innerhalb von 24 Stunden, während die Symptome des HHS wie Polyurie, Polydipsie und Gewichtsverlust in der Regel schleichend auftreten. Wenn das Ausmaß und die Dauer der Hyperglykämie fortschreiten, entwickeln sich neurologische Symptome wie Lethargie, Somnolenz und schließlich Koma. Neurologische Symptome treten am häufigsten bei dem HHS, die Hyperventilation und abdominellen Symptome vorrangig bei der DKA auf.

Neurologische Symptome
Die neurologische Symptomatik tritt bei den Patienten mit einer Plasmaosmolalität größer 320–330 mosmol/kg auf [10]. Bewusstseinsstörung und Koma treten häufiger bei dem HHS als bei der DKA auf, da die Plasmaosmolalität mit HHS deutlich höher gemessen wird [11]. Fokale neurologische Symptome wie Hemiparese oder Hemianopsie können bei dem HHS auftreten. Bewusstseinsstörung und auch Komata werden bei den Patienten mit DKA bei schwerer metabolischer Azidose beobachtet [12].

Abdominelle Symptomatik
Die Patienten mit DKA werden häufig mit Übelkeit, Erbrechen und Bauchschmerzen stationär aufgenommen. Abdominelle Schmerzen treten praktisch nie bei dem HHS auf. Das Auftreten von Bauchschmerzen korreliert vor allem mit dem Ausmaß der metabolischen Azidose, weniger mit der Schwere der Hyperglykämie oder Dehydratation. Als Ursachen für die abdominelle Symptomatik, die im Sinne einer Pseudoperitonitis imponieren kann, werden die Ketoazidose und damit verbundene Elektrolytstörungen angenommen [10].

Klinische Untersuchung
Klinisch imponieren Patienten mit DKA und HHS vor allem durch den Volumenmangel mit vermindertem Hautturgor, trockener Zunge und trockenen Schleimhäuten, erniedrigtem Jugularvenendruck, Tachykardie und evtl. Hypotonie. Die Exspirationsluft der Patienten mit DKA kann wegen des ausgeatmeten Acetons fruchtig riechen. Die Atmung ist tief, um die metabolische Azidose zu kompensieren (Kussmaulsche Atmung).

Diagnostisches Vorgehen
Die DKA und das HHS sind medizinische Notfälle und erfordern eine rasche Diagnostik und Therapie. Die Patienten müssen bzw. sollten auf einer Intensivstation betreut werden.

Patienten mit einer hyperglykämischen Krise sollten auf kardiorespiratorische Symptome untersucht werden. Auf Volumenmangel und neurologische Symptome sollte besonders geachtet werden. Die Labordiagnostik bei den Patienten mit vermuteter DKA oder HHS umfasst:

– Blutzucker
– Serumelektrolyte mit Bestimmung der Anionenlücke, Serumkreatinin und Harnstoff
– Differentialblutbild, CRP
– Urinanalyse und Urinketone mittels Teststreifen
– Plasmaosmolalität
– Serumketone (wenn möglich bei positiven Urinketonen)
– arterielle oder venöse Blutgasanalyse
– EKG

Bei dem Verdacht auf Infektion (auch ohne Fieber; häufig Pneumonie oder Harnwegsinfekt) oder Pankreatitis muss eine entsprechende Diagnostik erfolgen [13]. Die Bestimmung des HbA1c ist hilfreich, um festzustellen, wie akut die hyperglykämische Entgleisung ist.

Serumglukose

Die Blutglukosekonzentrationen überschreiten bei HHS häufig 1000 mg/dl, sind in der Regel < 800 mg/dl und häufig zwischen 350–500 mg/dl bei der DKA [4; Tab. 1]. Euglykämische DKAs können bei Patienten auftreten, die wenig Nahrung zu sich genommen haben, bei Insulintherapie vor der stationären Aufnahme, bei Schwangeren oder – neuerdings – bei Patienten unter SGLT2-Hemmertherapie. SGLT2-Hemmer führen zu einer starken Glukosurie und können eine Hyperglykämie vermindern. Da die A-Zellen des Pankreas, die das Glukagon bilden, SGLT2-Transporter besitzen, kommt es durch die SGLT2-Hemmung zu einer vermehrten Sekretion des Glukagons. Diese ist mitverantwortlich für die erhöhte Ketogenese in der Leber. Patienten mit euglykämischer Ketoazidose benötigen sowohl Insulin als auch Glukose, um die Ketogenese zu hemmen und damit die Ketoazidose zu beseitigen [14].

Serumketone

Drei Ketonkörper werden vermehrt gebildet und akkumulieren bei der DKA im Blut: Acetessigsäure, β-Hydroxybuttersäure und Aceton, das keine Säure ist. Ketonkörper werden mit Hilfe eines semiquantitativen Testes im Urin bestimmt und sind bei einer DKA typischer Weise zwei bis drei Mal positiv (Tab. 1.1). Auch in großen Krankenhäusern sind quantitative Bestimmungen der Ketonkörper im Serum häufig nicht möglich.

Anionenlücke

Die Anionenlücke im Serum wird wie folgt errechnet: Serum-Anionenlücke = Serum-Natrium − (Serum-Chlorid + Serum-Bikarbonat). Die Serum-Bikarbonat-Konzentration ist bei der DKA in der Regel mäßig bis deutlich reduziert. Im Gegensatz dazu ist sie bei dem HHS normal oder nur gering vermindert. Patienten mit DKA werden in der Regel mit einer Serum-Anionenlücke > 20 mmol/l (normal 3–10) stationär aufgenommen. Diese metabolische Azidose ist bedingt durch eine Erhöhung der Acetessigsäure, β-Hydroxybuttersäure und Milchsäure. Die kompensatorische Hyperventilation reduziert das pCO2 und damit den Abfall des arteriellen pH. Allerdings können bei schwerer Azidose pH-Werte < 7,0 erreicht werden, insbesondere wenn die Hyperventilation beeinträchtigt ist (Tab. 1.1).

Plasma-Osmolalität

Die effektive Plasma-Osmolalität ist bei Patienten mit HHS immer erhöht. Sie überschreitet in der Regel 320 mosmol/kg (normal 275 bis 295 mosmol/kg) (Tab. 1.1). Die effektive Osmolalität (Posm) kann durch die folgenden Gleichungen berechnet werden:

$$\text{Effektive Posm} = [2 \times \text{Na(mEq/l)}] + [\text{Glukose(mg/dl/18)}]$$

$$\text{Effektive Posm} = [2 \times \text{Na(mmol/l)}] + \text{Glukose(mmol/l)}$$

Dabei wird die gemessene, nicht die „korrigierte" Natriumkonzentration eingesetzt. Natrium wird mal 2 multipliziert, um die für die Osmolalität bedeutsamen, dem Natrium zugehörigen Anionen, Chlorid und Bikarbonat, zu berücksichtigen. Achtzehn ist der Faktor, um die Glukosekonzentration von mg/dl in mmol/l umzurechnen.

Tab. 1.1: Typische Laborparameter und neurologische Symptome bei DKA und HHS.

	leichte DKA	mittelschwere DKA	schwere DKA	HHS
Blutzucker (mg/dl)	> 250	> 250	> 250	> 600
pH	7,25–7,30	7,0–7,24	< 7,00	< 7,30
Ketone (Urin/Serum)	positiv	positiv	positiv	negativ/wenig
Serum-Bikarbonat (mmol/l)	15–18	10–15	< 10	> 18
Anionenlücke (mmol/l)	> 10	> 12	> 12	variabel
effektive Serumosmolalität	variabel	variabel	variabel	> 320 mosmol/kg
Vigilanz	normal	normal/ somnolent	Stupor/Koma	Stupor/Koma

Anionenlücke = (Na⁺) − (Cl⁻+ HCO₃⁻), nach Kitabachi et al. [15]

Serum-Natrium

Das durchschnittliche Flüssigkeitsdefizit bei erwachsenen Patienten beträgt bei der DKA etwa 100 ml/kg Körpergewicht (KG) und bei dem HHS bis zu 200 ml/kg KG (Tab. 1.2). Die Natrium-Konzentration im Serum bei Aufnahme – etwa 50 % der Patienten sind hyper-, 30 % normo- und 20 % hyponatriämisch – sagt wenig über das Ausmaß der absoluten Flüssigkeits- und Natriumverluste aus, sondern spiegelt nur den relativen Gehalt von Wasser und Natrium wider. Das Natriumdefizit beläuft sich auf 7–10 mmol/kg KG bei der DKA bzw. 5–13 mmol/kg KG (Tab. 1.2).

Serum-Kalium

Das Kaliumdefizit beträgt bei DKA 3–5 mmol/kg KG und beim HHS 4–6 mmol/kg KG (Tab. 1.2). Die Mehrzahl der Patienten (80–90 %) hat jedoch bei Aufnahme normale oder erhöhte Kaliumkonzentrationen im Serum. Sie werden u. a. durch die Azidose, den Insulinmangel und die Hyperosmolalität erklärt. Die Insulintherapie und die evtl. Bikarbonatgabe induzieren einen Kaliumeintritt in die Zellen und können schwere Hypokaliämien – insbesondere bei normo- oder hypokaliämischen Patienten bei Aufnahme – verursachen.

Serum-Phosphat

Patienten mit DKA und HHS haben ein hohes Phosphatdefizit (5–7 bzw. 3–7 mmol/kg KG) (Tab. 1.2). Dieses ist auf Grund des azidosebedingten Phosphatübertritts aus den Zellen in den Extrazellulärraum und die Phosphaturie durch die osmotische Diurese. Trotz dieses hohen Phosphatdefizits werden wie beim Kalium niedrige, normale oder hohe Serumwerte gemessen. Durch Insulin- und Flüssigkeitsgabe wird die transzelluläre Verschiebung umgekehrt, und es zeigt sich die wahre Hypophosphatämie.

Tab. 1.2: Gesamtkörper-Wasser- und Elektrolytmangel bei hyperglykämischen Notfällen.

	DKA	HHS
Gesamt-Wasser [l]	6	9
Wasser [ml/kg Körpergewicht]	100	100–200
Na+ [mmol/kg Körpergewicht]	7–10	5–13
K+ [mmol/kg Körpergewicht]	3–5	4–6
Phosphat [mmol/kg Körpergewicht]	5–7	3–7
nach Kitabachi et. al [15]		

Serum-Kreatinin

Die meisten Patienten mit DKA und HHS kommen mit einer Erhöhung des Serum-Kreatinins zur Aufnahme-bedingt durch die Reduktion der glomerulären Filtrationsrate infolge der Hypovolämie.

Serum-Amylase und -Lipase

Diese Enzyme dienen zur Diagnostik einer Pankreatitis, die grundsätzlich durch eine DKA ausgelöst werden kann. Oft sind jedoch eines oder beide Enzyme ohne klinische oder radiologische Zeichen für eine Pankreatitis erhöht [16].

Leukozytose

Eine Mehrzahl der Patienten mit DKA oder HHS kommen mit einer Leukozytose zur Aufnahme, die mit dem Ausmaß der Ketonämie korreliert [17]. Diese mag bedingt sein durch den Hyperkortisolismus und die erhöhten Katecholamine. Bei Leukozyten über 25.000/µl sollte jedoch dem Verdacht auf eine Infektion nachgegangen werden.

Differentialdiagnose DKA und HHS

Die DKA und HHS werden unterschieden durch das Fehlen der Ketoazidose und das in der Regel höhere Ausmaß der Hyperglykämie bei dem HHS.

Die DKA ist charakterisiert durch die Trias Hyperglykämie, Anionenlücke-Azidose und Ketonämie, wobei die metabolische Azidose einen wichtigen Befund darstellt. Die Blutglukosekonzentration ist in der Regel < 800 mg/dl (44 mmol/l) und häufig zwischen 350–500 mg/dl (19,4–27,8 mmol/l). Allerdings können die Glukosekonzentrationen 900 mg/dl überschreiten bei Patienten mit DKA, die komatös sind. Glukosekonzentrationen können nur gering erhöht oder sogar normal sein bei Hungerzuständen, Schwangerschaft, Insulinbehandlung vor Aufnahme und bei einer SGLT2-Hemmertherapie.

Bei dem HHS besteht nur eine geringe oder keine Ketoazidose, während die Blutglukosekonzentration häufig > 1000 mg/dl (56 mmol/l) beträgt. Die Plasma-Osmolalität kann einen Wert von 380 mosmol/kg erreichen, und neurologische Symptome sind häufig vorhanden einschließlich Komata in 25–50 % der Fälle. Die meisten Patienten mit HHS haben bei Aufnahme einen pH > 7,3, ein Serum-Bicarbonat > 20 mmol/l, eine Blutglukose > 600 mg/dl (33,3 mmol/l) und negative Tests auf Ketose im Serum und Urin. Es werden jedoch auch milde Ketonämien beobachtet.

1.5 Therapie

Die Behandlung der DKA und des HHS ist grundsätzlich ähnlich und umfasst die Korrektur der Flüssigkeits- und Elektrolytstörungen (Hyperosmolalität, Hypovolämie, metabolische Azidose [bei DKA] und Kaliumverluste), die Gabe von Insulin sowie Allgemeinmaßnahmen [13].

Flüssigkeitssubstitution

Bei Patienten mit DKA und HHS sollten großzügig intravenös Elektrolyte und Flüssigkeit verabreicht werden, um die Hypovolämie und Hyperosmolalität zu korrigieren (Tab. 1.2). Üblicherweise wird in den ersten 1–3 Stunden isotonische Kochsalzlösung in einer Menge von einem Liter/h infundiert. Hat ein Patient ohne Zeichen einer Herzinsuffizienz eine ausgeprägte Hypotonie oder einen extremen Volumenmangel, kann die initiale Infusionsrate höher gewählt werden. Nach 2–3 Stunden hängt die Flüssigkeitsgabe von der Hydratation, der Serum-Elektrolytkonzentration und der Urinausscheidung ab. Die Flüssigkeitszusammensetzung für die intravenöse Kochsalzsubstitution hängt von der Berechnung der „korrigierten" Serum-Natriumkonzentration ab. Diese kann annäherungsweise bestimmt werden, indem 2 mmol/l pro 100 mg/dl Blutzuckererhöhung über dem Normalwert für die Blutglukose zur Serum-Natriumkonzentration hinzugefügt werden.

Wenn die „korrigierte" Serum-Natriumkonzentration [13]
- weniger als 135 mmol/l ist, sollte isotonische Kochsalzlösung mit einer Rate von ca. 250–500 ml/h infundiert werden
- normal (> 135 mmol/l) oder erhöht (> 145 mmol/l) ist, sollte auf halbisotonische Kochsalzlösung mit gleicher Infusionsrate gewechselt werden, um elektrolytfreies Wasser bereit zu stellen

Glukose sollte zusätzlich zur Kochsalzlösung gegeben werden, wenn der Blutzucker die Konzentration von 200 mg/dl (11,1 mmol/l) bei DKA oder 250–300 mg/dl (13,9–16,7 mmol/l) bei dem HHS erreicht. Bei einer euglykämischen DKA sollte von Anfang an zusätzlich zur Elektrolytlösung Insulin und Glukose gegeben werden, um die Lipolyse zu hemmen, die Ketoazidose zu reduzieren und eine Hypoglykämie zu verhindern.

Kalium-Substitution

Beinahe alle Patienten mit DKA und HHS haben ein hohes Kaliumdefizit (Tab. 1.2). Trotzdem ist die Serum-Kaliumkonzentration in der Regel normal oder in einem Drittel der Fälle erhöht. Ursachen dafür sind der Insulinmangel und die Hyperosmolalität, die zu einem Kaliumausstrom aus den Zellen führen [9]. Angestrebt wird eine Serum-Kaliumkonzentration von 4–5 mmol/l [18]. Besteht initial eine Hypokaliämie < 3,3 mmol/l, müssen 20–40 mmol/h Kaliumchlorid (KCL) intravenös infundiert werden. Werden anfänglich Kaliumkonzentrationen zwischen 3,3 und 5,3 mmol/l gemessen, wird die Substitution von 20–30 mmol KCL/h empfohlen, bis eine Konzentration von 4–5 mmol/l erreicht ist. Bei einer initialen Hyperkaliämie (> 5,3 mmol/l) wird die Kaliumsubstitution ausgesetzt, bis die Konzentration unter diesen Wert gefallen ist.

Die Infusion des Kaliums sollte grundsätzlich mit Hilfe von Infusionspumpen durchgeführt werden und bei einer Kaliumkonzentration von über 40 mmol/l über einen zentralen Zugang erfolgen.

Die Gabe von Insulin und Kochsalzlösung kann zu einem dramatischen Abfall des Serum-Kaliums führen – trotz einer Kaliumsubstitution. Wenn ein Nierenversagen vorliegt und/oder die Diurese nicht über 50 ml/h beträgt, darf nur eine vorsichtige Kaliumsubstitution erfolgen.

Insulintherapie

Bei allen Patienten mit DKA und HHS wird eine niedrigdosierte intravenöse Insulintherapie begonnen, wenn die Serum-Kaliumkonzentration ≥ 3,3 mmol/l beträgt. Insulin würde ansonsten die Hypokaliämie aggravieren, die zu lebensbedrohlichen kardialen Arrhythmien und muskulärer Schwäche bis hin zu respiratorischer Insuffizienz führen kann. Patienten mit Serum-Kaliumkonzentrationen < 3,3 mmol/l müssen erst reichlich mit Flüssigkeit und Kalium substituiert werden, bis bei einer Konzentration über 3,3 mmol/l mit der Insulintherapie begonnen werden kann.

Die Insulinbehandlung wird mit 0,1 IE/kg KG Normalinsulin als intravenöser Bolus begonnen. Es folgt dann eine kontinuierliche intravenöse Insulinzufuhr mit 0,1 IE/kg KG pro Stunde [19]. Diese Dosis reicht aus, um die Ketogenese bei DKA zu supprimieren, und genügt in der Regel, um den Blutzucker 50–70 mg/dl (2,8–3,9 mmol/l) pro Stunde zu senken. Sollte letzteres nicht der Fall sein, muss geprüft werden, ob die Insulinzufuhr wirklich erfolgt. Ist das der Fall, sollte die Insulindosis stündlich verdoppelt werden, bis ein kontinuierlicher Blutzuckerabfall wie oben beschrieben nachgewiesen werden kann.

Der Abfall des Blutzuckers ist das Resultat von beiden, der Insulinwirkung und Volumentherapie. Allein der Volumenersatz kann initial den Blutzucker um 35–70 mg/dl (1,9–3,9 mmol/l) pro Stunde senken. Dieser Abfall ist bedingt durch die Expansion der Extrazellulärflüssigkeit und Hämodilution sowie erhöhte Glukoseausscheidung bei verbesserter renaler Perfusion. Der Volumenersatz führt auch zu einer Senkung der erhöhten kontrainsulinär wirkenden Stresshormone. Die Blutzuckerkonzentration fällt häufig schneller bei Patienten mit HHS, da bei Ihnen eine höhere Volumendepletion vorliegt.

Wenn der Blutzucker 200 mg/dl (11,1 mmol/l) erreicht, sollte neben der Kochsalz- eine Glukoselösung (z. B. Glukose 10 %) gegeben werden. Auch mag es möglich sein, die intravenöse Insulininfusion bis auf 0,02–0,05 IE/kg KG pro Stunde zu senken. Der Blutzucker sollte nicht auf < 200 mg/dl (11,1 mmol/l) bei der DKA oder

250–300 mg/dl (13,9–16,7 mmol/l) beim HHS gesenkt werden, da die Gefahr eines Hirnödems dann deutlich zunimmt [13].

In keinem Falle sollte bei einer DKA die Insulinzufuhr unterbrochen werden, da sonst die Ketogenese erneut einsetzt. Da die Behebung der metabolischen Azidose deutlich länger als die der Hyperglykämie dauert, sind Infusionen von Glukose notwendig, damit bei fortgeführter Insulintherapie keine Hypoglykämien auftreten.

Eine Umstellung des intravenösen auf ein subkutanes Insulinregime kann dann erfolgen, wenn die Ketoazidose beseitigt ist, die Serumglukose < 200 mg/dl beträgt und der Patient in der Lage ist zu essen und zu trinken. Die intravenöse Insulinzufuhr sollte frühestens 30 Min., besser 1–2 Stunden nach subkutaner Injektion des kurzwirksamen Insulins beendet werden, um die Plasma-Insulinkonzentration aufrecht zu erhalten.

Eine milde Ketoazidose kann auch von Beginn an mit subkutanem Insulin therapiert werden, bedarf jedoch engmaschiger ärztlicher und pflegerischer Überwachung und z. B. stündlichen Laborkontrollen.

Bikarbonattherapie

Die Frage, wann bei einer diabetischen Ketoazidose Bikarbonat gegeben werden soll, ist weiterhin umstritten. Folgende Argumente sprechen gegen eine Bikarbonattherapie:

– Sie kann eine Alkalose induzieren, wenn die durch die Ketonkörper bedingte Azidose im Verlauf der Insulintherapie korrigiert ist.
– Ein plötzlicher Anstieg des pH kann bei niedriger Konzentration von 2,3-Diphosphoglycerat in den Erythrozyten durch eine Verschiebung der Sauerstoffdissoziationskurve nach links die Sauerstoffversorgung des Gewebes verschlechtern und damit zu einer Laktatazidose führen.
– Die Infusion von Bikarbonat kann zu einer paradoxen Azidose der Zerebrospinalflüssigkeit führen, wenn durch den verminderten Reiz auf das Atemzentrum der arterielle Partialdruck für Kohlendioxid ansteigt. Da die Diffusion von Kohlendioxid in die Zerebrospinalflüssigkeit schneller als die von Bikarbonat erfolgt, fällt im Liquor der pH. Diese paradoxe Azidose kann mit einer Verschlechterung der Bewusstseinslage einhergehen.
– Da eine Bikarbonatinfusion zu einem Abfall der Serum-Kaliumkonzentration führt, können im Verlauf der Ketoazidosetherapie schwere Hypokaliämien auftreten.
– Bisher konnte nicht der Nachweis erbracht werden, dass eine Bikarbonattherapie den Verlauf einer diabetischen Ketoazidose verbessert.

Verschiedene Fachgesellschaften empfehlen bei einem pH < 7,0 die intravenöse Gabe von 100 mmol Natriumbikarbonat (≙ 100 ml 8,4 % Natriumbikarbonatkonzentrat) in 400 ml sterilem Wasser über 2 Stunden. Wenn das Serum-Kalium < 5,3 mmol/l beträgt, wird 20 mmol Kaliumchlorid hinzugefügt. Ziel ist ein pH > 7,0. Diese Infusion kann alle 2 Stunden wiederholt werden, bis ein pH-Wert > 7,0 erreicht ist.

Phosphatsubstitution

Patienten mit diabetischer Ketoazidose haben ein hohes Phosphatdefizit (Tab. 1.2). Wie beim Kalium werden initial niedrige, normale oder hohe Plasmawerte gemessen, da Phosphat aus den Zellen in den Extrazellulärraum übertritt. Nach Beginn der Therapie fällt die Konzentration ab, und es kann eine ausgeprägte Hypophosphatämie auftreten. Die klinischen Auswirkungen einer Hypophosphatämie sind nicht klar, jedoch kann sie mit Bewusstseinsstörung, Hämolyse, Muskelschwäche, Herzversagen, Insulinresistenz und verminderter Gewebeoxygenierung durch einen 2,3-Diphosphoglyceratmangel in den Erythrozyten assoziiert sein. Wegen dieser möglichen Komplikationen empfehlen einige Diabetologen, sofort mit einer Phosphatsubstitution zu beginnen (z. B. 10 mmol/h). Andere Kliniker beginnen mit der Substitution (intravenös oder oral) erst, wenn Flüssigkeitsverluste, Hyperglykämie und Azidose korrigiert sind. Die Zurückhaltung wird folgendermaßen begründet:

- Eine Phosphatinfusion scheint den Verlauf einer diabetischen Ketoazidose nicht entscheidend zu beeinflussen.
- Sie kann, besonders bei einer Niereninsuffizienz, schwere Hypokalzämien verursachen und zu Tetanie und Krampfanfällen führen. Dementsprechend sollte neben der Bestimmung des Serumphosphates die Serum-Kalziumkonzentration gemessen und eine Niereninsuffizienz vor Beginn einer Phosphatsubstitution ausgeschlossen werden.

Eine vorsichtige Phosphatsubstitution ist indiziert bei Patienten mit einer Serum-Phosphatkonzentration < 1,0 mg/dl oder bei Patienten mit einer Serum-Phosphatkonzentration zwischen 1,0–2,0 mg/dl und kardialer Dysfunktion, Anämie oder respiratorischer Insuffizienz. Die Substitution von 40–60 mmol Phosphat sollte in 8–12 Stunden, beginnend mit 10 mmol/h erfolgen. Phosphat sollte als Natrium- oder Kaliumsalz intravenös unter genauester Überwachung der Infusionsrate oder als Dinatriumhydrogenphosphat – wenn möglich – oral verabreicht werden.

1.6 Monitoring

Der Blutzucker sollte initial jede Stunde gemessen werden, bis er stabil ist. Serum-Elektrolyte, Harnstoff, Kreatinin und der venöse pH (bei DKA) sollten alle 2–4 Stunden gemessen werden. Die effektive Plasma-Osmolalität (Posm) kann geschätzt werden aufgrund der Natrium- und Glukosekonzentrationen durch folgende Gleichung:

$$\text{Effektive Plasma-Osmolalität} = [2 \times \text{Na(mEq/l)} + \text{Glukose(mg/dl)} + 18]$$

$$\text{Effektive Plasma-Osmolalität} = [2 \times \text{Na(mmol/l)} + \text{Glukose(mmol/l)}]$$

Das Natrium in diesen Gleichungen entspricht der gemessenen Plasma-Natrium- und nicht der „korrigierten" Natriumkonzentration.

Überwindung der hyperglykämischen Krise

Eine hyperglykämische Krise gilt als behoben, wenn folgende Ziele erreicht sind:
- die DKA ist überwunden, wenn die Serumanionenlücke (< 12 mval/l) und die Ketonkörper im Serum und Urin normalisiert sind.
- Wenn Patienten mit HHS zerebral wiederhergestellt und die effektive Plasma-Osmolalität < 315 mosmol/kg beträgt.
- Der Patient imstande ist zu essen.

1.7 Komplikationen

Die Hypoglykämie und Hypokaliämie sind die häufigsten Komplikationen bei der Behandlung der DKA und des HHS. Seit der Niedrigdosis-Insulintherapie und der engmaschigen Kontrolle der Serum-Glukose- und Kaliumkonzentrationen sind diese Komplikationen jedoch seltener geworden.

Hirnödem

Eine meist tödliche Komplikation der DKA, weniger des HHS ist das Hirnödem, das sich in der Regel mehrere Stunden nach Therapiebeginn entwickelt. Es äußert sich durch eine Verschlechterung der Bewusstseinslage bis hin zum Koma, trotz gleichzeitiger Besserung der biochemischen Parameter, und ist assoziiert mit den klinischen Zeichen für erhöhten Hirndruck. Die Therapie des Hirnödems umfasst die Gabe von Mannit und Steroiden. Obwohl seine Pathogenese weiterhin unklar ist, scheint ein osmotisches Disäquilibrium zwischen Plasma und Hirn eine wesentliche Rolle zu spielen. Diese tritt auf, wenn der Blutzuckerspiegel im Rahmen der Ketoazidosetherapie schneller als die intrazerebrale Glukosekonzentration abfällt. Die Hirnödemgefahr scheint am geringsten zu sein, wenn die Blutzuckerkonzentration in den ersten Stunden nicht unter 250–300 mg/dl gesenkt wird.

Infektionen

Weder Leukozytose noch Körpertemperatur sind hilfreiche Parameter, eine Infektion zu diagnostizieren. Während eine Leukozytose häufig auch bei nicht infizierten ketoazidotischen Diabetikern nachweisbar ist, können Patienten mit einer Infektion eine normale oder sogar erniedrigte Körpertemperatur haben. Wenn Fieber besteht, sollte in jedem Fall eine umfassende Diagnostik und Therapie der Infektion erfolgen. Bei hypotensiven Patienten, die nicht adäquat auf die Behandlung der DKA oder HHS ansprechen, sollte an eine Sepsis gedacht werden.

Vaskuläre Thrombose

Patienten mit DKA und HHS haben ein hohes Thromboserisiko. Prädisponierende Faktoren sind u. a. die Dehydratation, eine erhöhte Viskosität und Gerinnungsnei-

gung des Blutes, eine verminderte Herzauswurfleistung und eine vorbestehende Ar-
teriosklerose. Thrombotische Komplikationen wie Herz-, Hirn- und Mesenterialin-
farkte sind mit einer schlechten Prognose behaftet.

Tab. 1.3: Management der DKA: Überblick.

Klinische Merkmale
- DKA entwickelt sich in der Regel über 24 Stunden.
- Früheste Symptome der Hyperglykämie: Polyurie, Polydipsie, Gewichtsverlust.
- Frühe Symptome: Übelkeit, Erbrechen, abdominelle Schmerzen, Hyperventilation.
- Bei fortschreitender Hyperglykämie: neurologische Symptome mit Lethargie, fokale Defizite, epi-
  leptische Anfälle, Koma.
- Häufige Ursachen: Infektion, Absetzen des Insulins, Neumanifestation eines Diabetes, Myokard-
  infarkt.

Untersuchung und Laborbefunde
- Untersuchung: Vitalparameter, kardiovaskulärer und Bewusstseinszustand.
- Untersuchung Volumenstatus: Vitalparameter, Hautturgor, Mucosa, Urinausscheidung.
- Diagnostik: Blutzucker, Urinanalyse und -ketone, Serum-Elektrolyte, Harnstoff und Kreatinin,
  Plasma-Osmolalität, venöse BGA, EKG; Serum-Ketone, wenn möglich.
- DKA charakterisiert durch Hyperglykämie, erhöhte Anionenlücke, metabolische Azidose,
  Ketonämie und -urie, Dehydratation und Kaliumdefizite.
- Blutzucker in der Regel > 250 mg/dl (13,9 mmol/l) und < 800 mg/dl (44,4 mmol/l).
- Bei entsprechender Indikation: Blut- und Urinkulturen, Lipase, Röntgen-Thorax.

Therapie
Stabilisierung der Atemwege, der Atmung und des Kreislaufs.
Legen eines Zugangs und Überwachung auf der Intensivstation.
Messung des Blutzuckers stündlich, der Elektrolyte und des venösen pH's oder Bikarbonats alle 2–
4 Stunden, bis Patient stabil.
Nach Ursache der DKA suchen und behandeln (z. B. Pneumonie, Harnwegsinfekt, Myokardinfarkt).
- Behandlung der Flüssigkeitsverluste
  - Gabe von mehreren Litern NaCl (0,9 %) i. v. so rasch wie möglich, wenn Schockzeichen und
    kein Nierenversagen vorliegen.
  - Gabe von NaCl (0,9 %) i. v. mit initialer Infusionsrate von 15–20 ml/kg KG/h (ca. 1–1,5 Liter/
    Std. bei Erwachsenen), wenn keine Herzinsuffizienz- und Schockzeichen vorliegen.
  - Nach der Beseitigung des Volumenmangels Gabe von NaCl (0,45 %) mit Infusionsrate von
    4–14 ml/kg KG/h, wenn korrigiertes Na$^+$ normal oder erhöht; weiter NaCl (0,9 %), wenn kor-
    rigiertes Na$^+$ vermindert.
  - Glukoseinfusionen (z. B. 10 %) sollte die NaCl-Infusionen teilweise ersetzen, wenn Blut-
    zucker ca. 200 mg/dl (11,1 mmol/l) beträgt.
- Behandlung der Kaliumverluste
  - Besteht initial Hypokaliämie (< 3,3 mmol/l), kein Insulin und Gabe von Kaliumchlorid (KCl)
    20–40 mmol/l infundierter Flüssigkeit i. v., bis K$^+$-Konzentration > 3,3 mmol/l.
  - Besteht initial Normokaliämie (3,3–5,3 mmol/l), Gabe von 20–40 mmol/l infundierter Flüs-
    sigkeit i. v.; K$^+$-Konzentration sollte konstant 4–5 mmol/l betragen.
  - Besteht initial Hyperkaliämie (> 5,3 mmol/l), keine K$^+$-Gabe; K$^+$-Kontrolle jede zweite Stunde;
    K$^+$-Gabe, wenn Serum-K$^+$ auf 5–5,2 mmol/l gefallen.

Tab. 1.3: (fortgesetzt)

- Insulintherapie
  - Keine Insulingabe, wenn initial Serum-K^+ < 3,3 mmol/l; zunächst K^+- und Flüssigkeitsdefizit beheben.
  - Insulingabe bei K^+ ≥ 3,3 mmol/l. 0,1 Units/kg KG als i. v.-Bolus, dann kontinuierlich i. v.-Infusion 0,1 Units/kg KG pro Stunde.
  - Wenn Blutzucker nicht mindestens 50–70 mg/dl (2,8–3,9 mmol/l) in der ersten Stunde abfällt, Verdoppelung der Insulininfusionsrate.
  - Wenn Blutzucker ca. 200 mg/dl (11,1 mmol/l) erreicht, Verringerung der Infusionsrate auf 0,02–0,05 Units/kg KG pro Stunde möglich.
  - Kontinuierliche Insulininfusion, bis Ketoazidose beseitigt, Serumglukose < 200 mg/dl (11,1 mmol/l) beträgt und subkutane Insulingabe begonnen.
- Gabe von Natriumbikarbonat bei pH < 6,90
  - Wenn arterieller pH < 6,90, Gabe von 100 mmol Natriumbikarbonat + 20 mmol Kaliumchlorid in 400 ml sterilem Wasser über 2 Stunden; Wiederholung, wenn venöser pH bei < 7,00 bleibt.

modifiziert nach Hirsch und Emmet [20]

Literatur

[1]   Benoit SR, Zhang Y, Geiss LS, et al. Trends in Diabetic Ketoacidosis Hospitalizations and In-Hospital Mortality – United States, 2000–2014. MMWR Morb Mortal Wkly Rep. 2018;67:362.

[2]   Pasquel FJ, Umpierrez GE. Hyperosmolar hyperglycemic state: a historic review of the clinical presentation, diagnosis, and treatment. Diabetes Care. 2014;37:3124.

[3]   Kitabchi AE, Umpierrez GE, Murphy MB. Diabetic ketoacidosis and hyperglycemic hypersmolar state. In: International Textbook of Diabetes Mellitus, 3 rd, DeFronzo RA, Ferrannini E, Keen H, Zimmet P (Eds), John Wiley & Sons, Chichester, UK 2004. p. 1101.

[4]   Arieff AI, Carroll HJ. Nonketotic hyperosmolar coma with hyperglycemia: clinical features, pathophysiology, renal function, acid-base balance, plasma-cerebrospinal fluid equilibria and the effects of therapy in 37 cases. Medicine (Baltimore). 1972;51:73.

[5]   Delaney MF, Zisman A, Kettyle WM. Diabetic ketoacidosis and hyperglycemic hyperosmolar nonketotic syndrome. Endocrinol Metab Clin North Am. 2000;29:683.

[6]   Schumann C, Faust M. Diabetische Notfälle: Ketoazidose und hyperglykämes Koma. Dtsch Med Wochenschr. 2018;141:184–19.

[7]   Emmett M, Narins RG. Clinical use of the anion gap. Medicine (Baltimore). 1977;56:38.

[8]   Lu J, Zello GA, Randell E, et al. Closing the anion gap: contribution of D-lactate to diabetic ketoacidosis. Clin Chim Acta. 2011;412:286.

[9]   Adrogué HJ, Lederer ED, Suki WN, Eknoyan G. Determinants of plasma potassium levels in diabetic ketoacidosis. Medicine (Baltimore). 1986;65:163.

[10] Kitabchi AE, Razavi L.Hyperglycemic Crises: Diabetic Ketoacidosis (DKA), And Hyperglycemic Hyperosmolar State (HHS). In: http://www.endotext.org/diabetes/diabetes24/diabetesframe24.htm (Accessed on January 30, 2013).

[11] Lorber D. Nonketotic hypertonicity in diabetes mellitus. Med Clin North Am. 1995;79:39.

[12] Nyenwe EA, Razavi LN, Kitabchi AE, et al. Acidosis: the prime determinant of depressed sensorium in diabetic ketoacidosis. Diabetes Care. 2010;33:1837.

[13] Kitabchi AE, Umpierrez GE, Murphy MB, et al. Management of hyperglycemic crises in patients with diabetes. Diabetes Care. 2001;24:131.

[14] Qiu H, Novikov A, Vallon V. Ketosis and diabetic ketoacidosis in response to SGLT2 inhibitors: Basic mechanisms and therapeutic perspectives. Diabetes Metab Res Rev. 2017;33.

[15] Kitabachi AE, Umpierrez GE, Miles JM, et al. Hyperglycemic Crises in Adult Patients With Diabetes. Diabetes Care. 2009;32:1335–1343.

[16] Yadav D, Nair S, Norkus EP, Pitchumoni CS. Nonspecific hyperamylasemia and hyperlipasemia in diabetic ketoacidosis: incidence and correlation with biochemical abnormalities. Am J Gastroenterol. 2000;95:3123.

[17] Kitabchi AE, Murphy MB. Consequences of insulin deficiency. In: Atlas of Diabetes, 4th, Skyler J (Ed), Springer US, New York 2012. p. 39.

[18] Murthy K, Harrington JT, Siegel RD. Profound hypokalemia in diabetic ketoacidosis: a therapeutic challenge. Endocr Pract. 2005;11:331.

[19] Page MM, Alberti KG, Greenwood R, et al. Treatment of diabetic coma with continuous low-dose infusion of insulin. Br Med J. 1974;2:687.

[20] Hirsch IB, Emmet M. Diabetic ketoacidosis and hyperosmolar hyperglycemie state in adults: Treatment Nathan DM, ed. UpToDate. Waltam, MA: UpToDate https://www.uptodate.com (Accessed May 01, 2018).

2 Hypoglykämie

Michael Faust

2.1 Definition

Unter einer klinisch signifikanten Hypoglykämie wird ein Abfall der Blutglukose in einen subphysiologischen Bereich verstanden, welcher zu einer klinischen Symptomatik beim Betroffenen führt. Die weitaus häufigste Ursache ist eine therapiebedingte Hypoglykämie bei der Behandlung des Diabetes mellitus mit Insulin oder Insulinsekretagoga (Sulfonylharnstoffe und Glinide). Hypoglykämien bei nicht an Diabetes mellitus erkrankten Menschen sind selten. In diesen Fällen wird nur dann von einer klinisch signifikanten Hypoglykämie gesprochen, wenn die Bedingungen der sogenannte Whipple-Trias erfüllt sind.

Whipple-Trias
- Symptome und klinische Zeichen, die mit einer Hypoglykämie vereinbar sind
- niedriger Blutzucker
- Regredienz der Symptomatik nach Anheben des Blutzuckers

Dies soll einer Überdiagnostik vorbeugen, da niedrige Blutzuckerwerte auch physiologisch bedingt sein können oder durch präanalytische Fehler falsch niedrig gemessen werden.

Präanalytische Besonderheiten bei der Bestimmung der Blutglukose
- Für die Diagnose einer klinisch relevanten Hypoglykämie sind sogenannte Point-of-Care (POC)-Geräte nicht geeignet. Stattdessen sollte die Bestimmung mit einer validierten Labormethode aus dem Plasma oder Serum erfolgen.
- Bei der Verwendung von üblichen Plasma- oder Serumröhrchen ist zu beachten, dass auch nach der Blutabnahme die Glukose von den Blutzellen weiter verstoffwechselt wird. Bei längerer präanalytischer Zeit kann es so zu einer artifiziellen signifikanten Abnahme der Glukosekonzentration kommen. Kühlung oder Zentrifugation nach der Blutabnahme reduziert diesen Prozess, ohne ihn gänzlich zu eliminieren. Wenn gezielt auf eine Hypoglykämie untersucht werden soll, ist die Verwendung von Blutröhrchen mit Glykolysehemmstoffen (z. B. Natrium-Fluorid) zu bevorzugen.
- Bei der Blutabnahme ist darauf zu achten, dass das Blut nicht aus einem Zugang abgenommen wird, über den eine Infusionslösung infundiert wird, da es sonst zu Verdünnungseffekten kommen kann.

https://doi.org/10.1515/9783110591811-002

2.2 Epidemiologie

Über die Häufigkeit von Hypoglykämien existieren leider nur wenige publizierte verlässliche Daten. Die meisten stammen dabei aus dem Kollektiv insulinbehandelter Diabetiker. In kontrollierten, randomisierten Studien wurden schwere Hypoglykämien bei Typ-1-Diabetikern mit 0,2 bis 0,5 Ereignissen pro Patient und Jahr angegeben. Hierbei liegt aber sicherlich ein Selektionsbias vor. Sogenannte „Real World"-Studien geben die Zahlen etwa dreimal so hoch an. Bei insulinbehandelten Typ-2-Diabetikern liegt die Ereignisrate für schwere Hypoglykämien etwas bei 0,2 pro Patient und Jahr und somit niedriger; allerdings ist die deutliche größere Patientenzahl zu berücksichtigen [1]. Seit der Verwendung von kontinuierlich arbeitenden Glukosemesssystemen (sog. „CGMS") zeigt sich jedoch, dass klinisch signifikante Hypoglykämien deutlich häufiger auftreten. Allerdings kann durch den Einsatz neuester GCM-Systeme mit Alarmfunktion die Rate wieder gesenkt werden [2].

Da sich die Behandlungsmöglichkeiten für Typ-2-Diabetiker in den letzten Jahren deutlich erweitert hat, ist zu erwarten, dass der Anteil insulin- und sulfonylharnstoffbehandelter Patienten in der Zukunft kleiner werden wird. Dies wird dann auch zu einem Rückgang schwerer Hypoglykämien in diesem Kollektiv führen.

Über die Häufigkeit von schweren Hypoglykämien bei Nicht-Diabetikern gibt es keine verlässlichen Angaben, sie sind aber selten.

2.3 Symptomatik

Die Symptomatik der Hypoglykämie kann grundsätzlich in zwei meist zeitlich aufeinanderfolgende Symptomkomplexe unterschieden werden. Zunächst kommt es bei einem Abfall der Blutglukose zu einer Ausschüttung kontrainsulinärer Hormone. Dies ist eine physiologische Gegenregulation bei abfallenden Blutzuckerkonzentrationen. Dabei kann insbesondere die Ausschüttung von Katecholaminen sogenannte adrenerge Symptome hervorrufen, wie sie auch sonst bei Katecholaminexzessen zu beobachten sind.

Adrenerge Symptome:
- Tachykardie
- Blutdruckanstieg
- Hautblässe
- Schwitzen
- Harndrang
- Nervosität, Unruhe
- Fingertremor

Diese Symptome werden häufig von einem starken Hungergefühl begleitet. Neben den Katecholaminen werden weitere kontrainsulinäre Hormone wie z. B. Glukagon ausgeschüttet.

Zu beachten gilt, dass die Symptome der Gegenregulation insbesondere von der Dynamik des Abfalls der Blutglukosekonzentration abhängen. Bei raschem Abfall sind sie ausgeprägter, bei einem sehr langsamen Abfall können sie fast völlig fehlen. Bei vorbestehenden längeren Phasen einer Hyperglykämie, können diese Symptome bei einem raschen Abfall der Blutglukosekonzentration auch bereits bei sonst noch physiologischen Blutzuckerwerten (z. B. Werte um 100 mg/dl) auftreten.

Andererseits können die adrenergen Symptome bei Patienten mit häufigen Hypoglykämien, (insbesondere bei Diabetikern mit niedrig-normalen Glukosekonzentrationen und rezidivierenden Hypoglykämien sowie bei Patienten mit Insulinomen) komplett fehlen.

Die Symptome der Gegenregulation bieten den Patienten ein Zeitfenster, um Gegenmaßnahmen (Zufuhr rasch resorbierbarer Kohlenhydrate) zu ergreifen, und sollten deshalb Gegenstand jeder Diabetesschulung sein.

Kommt es trotz der Ausschüttung kontrainsulinärer Hormone bzw. des Ergreifens von Gegenmaßnahmen zu einem weiteren Abfall der Blutglukosekonzentration führt ein zu geringes Glukoseangebot im zentralen Nervensystem zu sog. neuroglykopenischen Symptomen.

Neuroglykopenische Symptome:
– Vigilanzstörungen (Müdigkeit, Schläfrigkeit bis hin zum Koma)
– Desorientiertheit
– Wesensänderungen (Apathie, Albernheit, Aggressivität)
– gelegentlich auch fokal neurologische Defizite (Halbseitensymptomatik, Doppelbilder etc.)
– generalisierter Krampfanfall

Neuroglykopenische Symptome beginnen meist bei BZ-Werten unter 50–55 mg/dl, schwere Bewusstseinsstörungen treten oft bei Blutzuckerwerten unter 27 mg/dl auf.

2.4 Klassifikation der Hypoglykämie bei Diabetikern

(International Hypogylcaemia Study Group) [3]

Grad	BZ (mg/dl)	BZ (mmol/l)	Kommentar
1	≤ 70	≤ 3,9	Grenzwert, Zufuhr von schnell resorbierbaren Kohlenhydraten empfohlen
2	≤ 54	≤ 3,0	Klinisch relevante Hypoglykämie
3	k. A.	k. A.	Schwere Hypoglykämie. Hypoglykämie, die zu kognitiven Einbußen führt und somit zur Überwindung Fremdhilfe erforderlich machen

2.5 Ursachen und Differentialdiagnosen

Die mit Abstand häufigste Ursache einer klinisch signifikanten oder gar schweren Hypoglykämie ist die therapiebedingte Hypoglykämie bei Diabetikern, welche mit Insulin oder Insulinsekretagoga behandelt werden. Typischerweise kommt es zur Hypoglykämie, wenn bei unveränderter Insulin- oder Insulinsekretagogagabe keine adäquate Nahrungszufuhr erfolgt. Da durch vermehrte Muskelarbeit eine insulinunabhängige Aufnahme von Glukose erfolgt, kann es bei Diabetikern auch bei und nach z. B. sportlicher Aktivität zu einer Hypoglykämie kommen. Weitere Ursachen können in Dosierungsfehlern (versehentliche Überdosierung, versehentliche doppelte Injektion), Verwechslung der Insulinarten (Gabe von kurzwirksamem Insulin anstelle eines langwirksamen Insulins) oder versehentlicher intramuskulärer statt subkutaner Insulininjektion liegen. Da Alkohol den Blutzucker senkt und die Glukagonausschüttung hemmt, kann es bei erhöhter Alkoholzufuhr bei Diabetikern ebenfalls zu schweren Hypoglykämien kommen.

Antidiabetika, die auch in der Monotherapie zu einer Hypoglykämie führen können	Antidiabetika, die alleine nicht zu einer relevanten Hypoglykämie führen
Insuline	Metformin
Sulfonylharnstoffe (Glibenclamid, Glimeperid, Gliclazid, etc.)	DPP-4 Hemmstoffe (Sitagliptin, Saxagliptin, etc.)
Glinide (Repaglinid, etc.)	Thiazolidindione (Pioglitazon, etc.)
	Alpha-Glukosidase-Hemmstoffe (Acarbose, etc.)
	GLP-1-Analoga (Liraglutid, Dulaglutid, Semaglutid, etc.)
	SGLT-2-Hemmstoffe (Dapagliflozin, Empagliflozin, etc.)

Bei Nicht-Diabetikern kann bezüglich der Ursachen zwischen offensichtlich krank erscheinenden Patienten und Patienten unterschieden werden, welche vor und nach einer Hypoglykämie sonst gesund erscheinen [4].

Bei kranken Patienten kommen folgende Ursachen in Betracht:
- kritisch kranke Patienten (Sepsis, schwere Leber- und/oder Niereninsuffizienz)
- Hormondefizienz, insbesondere Hypokortisolismus (Addison-Krise)
- Paraneoplastische Hypoglykämie durch nicht-insulinbildende Tumore (z. b. durch paraneoplastische Bildung von IGF-2)

Bei sonst gesund erscheinenden Patienten kommen folgende Ursachen in Betracht:
- Insulinom
- Nicht-Insulinom bedingte pankreatische Hypoglykämie (Nesidioblastose, reaktive Hypoglykämien, etc.)
- Insulinantikörper
- versehentliche oder willentliche Gabe von Insulin oder Insulinsekretagoga

Bei den kritisch kranken Patienten ist in der Regel die Behandlung der Grunderkrankung sowie die bis dahin symptomatische Therapie mit Glukose ausreichend. Die Abklärung der übrigen sehr seltenen Differentialdiagnosen sollte in einem in dieser Frage erfahrenen endokrinologischen Zentrum erfolgen. In der Regel wird ein 72-Stunden-Fastentest notwendig sein.

2.6 Therapie

Die Therapie der Wahl bei klinisch signifikanten und schweren Hypoglykämien ist die Zufuhr von Glukose. Beim noch wachen und über ausreichende Schutzreflexe verfügenden Patienten kann die Gabe oral erfolgen. Es werden 15–20 g Glukose empfohlen. Diese sind beispielsweise in 3–4 Traubenzuckerplättchen oder in etwa einem Glas (200 ml) Limonade oder Fruchtsaft enthalten. Da die Wirkung nur relativ kurz vorhält, sollten im Anschluss noch 10–20 g langsam resorbierbare Kohlenhydrate (z. B. 1–2 Scheiben Brot) gegessen werden.

Beim nicht mehr ansprechbaren Patienten sollte die unverzügliche Gabe von Glukoselösung intravenös erfolgen. Empfohlen werden die Gabe von z. B. 50 ml 50 %ige Glukose oder die Gabe von Glukose 40 % 1 ml/kg Körpergewicht. Die Gabe sollte streng intravenös erfolgen, da eine paravasale Applikation zu schweren Nekrosen führen kann.

Bei jeder unklaren Bewusstlosigkeit sollte an die Möglichkeit einer Hypoglykämie gedacht werden, insbesondere wenn es Hinweise auf eine vorliegende Diabeteserkrankung des Patienten gibt. Im Zweifel ist immer Glukose in o. g. Dosierung zu injizieren.

Als Überbrückung bis zum Eintreffen des Rettungsdienstes können Angehörige (insoweit sie hierüber geschult wurden) 1 mg Glucagonhydrochlorid intramuskulär oder subkutan verabreichen. Seit März 2020 ist die Gabe auch als Nasenspray verfügbar und stellt somit auch eine Behandlungsalternative für den professionellen Rettungsdienst dar, wenn ein i. v.-Zugang nicht sicher oder schnell herstellbar ist.

Wichtig ist, die Patienten noch für einige Zeit nachzubeobachten und den Blutzucker weiter zu kontrollieren, um sicher zu stellen, dass es nicht zu einem erneuten Abfall des Blutzuckers kommt. Patienten mit schweren Hypoglykämien ohne erkennbare Ursache sollten zur weiteren Evaluation stationär aufgenommen werden.

Literatur

[1] Elliot L, et al. Hypoglycemia Event Rates: A Comparison Between Real-World Data and Randomized Controlled Trial Populations in Insulin-Treated Diabetes. Diabetes Ther. 2016;7:45.

[2] Heinemann L, et al. Real-time continuous glucose monitoring in adults with type 1 diabetes and impaired hypoglycaemia awareness or severe hypoglycaemia treated with multiple daily insulin injections (HypoDE): a multicentre, randomised controlled trial. Lancet. 2018;391:1367.

[3] International Hypogylcaemia Study Group. Glucose Concentrations of Less Than 3.0 mmol/L (54 mg/dL) Should Be Reported in Clinical Trials: A Joint Position Statement of the American Diabetes Association and the European Association for the Study of Diabetes. Diabetes Care. 2017;40:155.

[4] Marten P, Tits J. Approach to the patient with spontaneous hypoglycemia. Europ J Intern Med. 2014;25:415.

3 Hyperthyreose und thyreotoxische Krise

Jörg Bojunga

Eine thyreotoxische Krise ist die lebensbedrohliche Komplikation einer vorbestehenden Hyperthyreose. Während die Prävalenz hyperthyreoter Stoffwechsellagen mit 0,5–6 % hoch ist, sind thyreotoxische Krisen seltene Ereignisse mit einer Inzidenz zwischen 0,8 und 1,4/100.000 Einwohner. Auch unter optimaler intensivmedizinischer Therapie ist die Letalität der thyreotoxischen Krise weiterhin hoch [1].

3.1 Ätiologie und Pathogenese

Eine thyreotoxische Krise entsteht auf dem Boden einer, häufig nicht erkannten oder unzureichend behandelten, Hyperthyreose. Zu den häufigen Ursachen einer Hyperthyreose zählen die Autoimmunthyreopathie Morbus Basedow sowie Schilddrüsenautonomien, zumeist in Form autonomer Schilddrüsenadenome („heiße Knoten"). Die Zufuhr großer Jodmengen, insbesondere über jodhaltige Röntgenkontrastmittel oder Amiodaron, kann eine Hyperthyreose auslösen oder verstärken. Da die Jodversorgung vor der Einführung jodierten Speisesalzes in den meisten Gebieten Deutschlands unzureichend war, sind Knotenstrumen mit daraus resultierenden Schilddrüsenautonomien insbesondere bei älteren Menschen häufig.

Der Übergang einer Hyperthyreose in eine thyreotoxische Krise kann durch nichtthyreoidale, zusätzliche Stressfaktoren, wie z. B. Infektionen, akute kardiovaskuläre Erkrankungen, metabolische Entgleisungen, Unfälle, Operationen oder auch psychische Stresssituationen ausgelöst werden [2]. Die erhöhten Schilddrüsenhormonkonzentrationen führen zu einer vermehrten Expression von β-Rezeptoren, so dass die vermehrt ausgeschütteten Katecholamine zu den typischen Symptomen der thyreotoxischen Krise, insbesondere Hyperthermie, tachykarden Herzrhythmusstörungen und zentralnervösen Effekten wie Agitiertheit und Tremor, führen. Auch thromboembolische Komplikationen inkl. Sinusvenenthrombosen treten gehäuft auf und sind mitverantwortlich für die Letalität der thyreotoxischen Krise. Die Letalität der thyreotoxischen Krise ist weiterhin hoch und wird mit 10–30 % angegeben [2]. Dies unterstreicht die Notwendigkeit einer raschen Diagnose und Therapie dieser Erkrankung.

3.2 Diagnostik

Die Diagnose einer thyreotoxischen Krise wird klinisch gestellt. Die Höhe der Schilddrüsenhormonkonzentrationen hingegen ist nicht ursächlich für die Auslösung einer thyreotoxischen Krise und korreliert auch nicht mit deren Schweregrad. Die Konzentrationen von TSH und freien Schilddrüsenhormonen bei einer thyreotoxischen Krise

https://doi.org/10.1515/9783110591811-003

müssen sich daher nicht von denen einer unkompliziert verlaufenden Hyperthyreose unterscheiden. Insb. Verläufe bei älteren Menschen können oligo- oder monosymptomatisch imponieren. Neben TSH, fT3 und fT4 dienen die Bestimmung der TRAK sowie TPO- und TG-Antikörper der Diagnose einer Autoimmunthyreopathie. Hierfür und zur Abgrenzung gegenüber anderen Ursachen ist auch eine Schilddrüsensonographie notwendig; eine Szintigraphie hat in der *Akut*diagnostik hingegen keinen Stellenwert. Weitere Laboruntersuchungen dienen v. a. der Erkennung von möglichen auslösenden Ursachen, Organkomplikationen (z. B. Blutbild, Hepatotixizität) sowie metabolischen Entgleisungen. An eine mögliche Nebennierenrindeninsuffizienz z. B. im Rahmen eines polyglandulären Autoimmunsyndroms sollte gedacht werden und ggf. ein morgendliches Serumcortisol gemessen werden.

Erschwerend kann im Rahmen einer die Krise auslösenden schweren Grunderkrankung insb. bei Intensivpatienten zusätzlich ein sogenanntes *euthyroid sick syndrome* auftreten, so dass die peripheren Schilddrüsenhormonkonzentrationen auffallend gering erhöht oder selten sogar normwertig sein können. Eine Stadieneinteilung der thyreotoxischen Krise nach Herrmann findet sich in Tabelle 3.1.

Leitbefunde bei der thyreotoxischen Krise

Schilddrüsenspezifische Befunde:
- vergrößerte, schwirrende Schilddrüse mit duplexsonographisch darstellbarer Hypervaskularisation
- evtl. endokrine Orbitopathie bei Morbus Basedow

Allgemeinbefunde:
- warme, gut durchblutete Haut
- vermehrte Transpiration
- Fieber auch bis > 40° C, DD Sepsis

Kardiovaskuläre Befunde:
- für die Höhe des Fiebers oft inadäquat ausgeprägte Sinustachykardie mit verkürzter QT-Zeit, Vorhofflimmern
- hohe Blutdruckamplitude
- Zeichen der hyperdynamen Herzinsuffizienz, ggf. mit führender Rechtsherzdekompensation mit oberer Einflussstauung, peripheren Ödemen, Aszites, Hepatomegalie. In höheren Stadien auch Linksherzinsuffizienz mit pulmonaler Stauung bis hin zum Lungenödem.

Gastrointestinale Befunde:
- gesteigerte Darmmotilität mit Diarrhoen, abdominellen Schmerzen, Erbrechen
- unerklärter Ikterus

Zentralvenöse Befunde:

- psychomotorische Unruhe, Agitiertheit, in ausgeprägten Fällen auch Somnolenz bis Koma
- Muskelschwäche
- Verkürzte ASR-Relaxationszeit

Tab. 3.1: Die Stadieneinteilung der thyreotoxischen Krise nach Herrmann [3].

Stadium	Klinik	Letalität
Stadium I	Tachykardie > 150/min, Herzrhythmusstörungen, Hyperthermie (> 41° C), Adynamie, schwere Durchfälle, Dehydratation, verstärkter Tremor, Unruhe, Agitiertheit, Hyperkinese, eventuell stark erhöhte Schilddrüsenhormone in etwa 60 % der Fälle zusätzlich Zeichen einer Myopathie (Schwäche der proximalen Muskulatur und des Schultergürtels oder Bulbärparalyse)	unter 10 %
Stadium II	zusätzlich Bewusstseinsstörungen, Stupor, Somnolenz, psychotische Zeichen, örtliche und zeitliche Desorientierung	–
Stadium III IIIa: Patient < 50 Jahre IIIb: Patient > 50 Jahre	zusätzlich Koma	über 30 %

Insbesondere ältere Patienten können einen atypischen Verlauf mit Apathie, Stupor, Herzinsuffizienz und nur gering ausgeprägten klinischen Hyperthyreosezeichen bieten. Mit dem *Burch-Wartofsky-Score* (Tab. 3.2) wird versucht, die Wahrscheinlichkeit für das Vorliegen einer thyreotoxischen Krise unabhängig von der Höhe der Schilddrüsenhormone rein aufgrund klinischer und physikalischer Kriterien zu quantifizieren. In diese Punkteskala gehen Körpertemperatur, zentralnervöse Effekte, hepatogastrointestinale Symptome, kardiovaskuläre Dysfunktion und die Anamnese des Patienten ein. Bei einem Score-Wert von über 25 Punkten ist eine thyreotoxische Krise möglich, sie ist wahrscheinlich, wenn mehr als 45 Punkte erreicht werden.

Tab. 3.2: Burch-Wartofsky-Score [4] zur Abschätzung der Wahrscheinlichkeit einer thyreotoxischen Krise.

Parameter	Wert	Punkte
Temperatur	< 37,7° C	5
	37,8–38,3° C	10
	38,4–38,8° C	15
	38,9–39,4° C	20
	39,5–39,9° C	25
	≥ 40° C	30
Zentralnervöse Symptomatik	mild (Agitation)	10
	mäßig (Delirium, Psychose, extreme Lethargie)	20
	schwer (Krampfanfälle, Koma)	30
Hepatogastrointestinale Dysfunktion	fehlend	0
	mäßig (Durchfall, Übelkeit, Erbrechen, Abdominelle Schmerzen)	10
	schwer (Unerklärter Ikterus)	20
Kardiovaskuläre Dysfunktion 1 (Tachykardie)	90–109/Minute	5
	110–119/Minute	10
	120–129/Minute	15
	130–139/Minute	20
	≥ 140/Minute	25
Kardiovaskuläre Dysfunktion 2 (Herzinsuffizienz)	fehlend	0
	mild (Beinödeme)	5
	mäßig (bibasilare Rasselgeräusche)	10
	schwer (Lungenödem)	15
Kardiovaskuläre Dysfunktion 3 (Vorhofflimmern)	fehlend	0
	vorhanden	10
Suggestive Anamnese	fehlend	0
	vorhanden	10

TABLE 1. JAPAN THYROID ASSOCIATION DEFINITION AND DIAGNOSTIC CRITERIA FOR THYROID STORM

Definition of TS

TS or crisis is a life-threatening condition requiring emergency treatment. It is often triggered by severe physical or mental stress in thyrotoxic patients. Patients have multiple organ failure as a result of the breakdown of compensatory mechanisms.

Prerequisite for diagnosis

Presence of thyrotoxicosis with elevated levels of free triiodothyronine (fT3) or free thyroxine (fT4).

Symptoms

1. Central nervous system (CNS) manifestations: Restlessness, delirium, mental aberration or psychosis, somnolence or lethargy, coma (≥1 on the Japan Coma Scale or ≤14 on the Glasgow Coma Scale).
2. Fever: ≥38°C.
3. Tachycardia: ≥130 beats per minute or heart rate ≥130 in atrial fibrillation.
4. Congestive heart failure (CHF): pulmonary edema, moist rales over more than half of the lung field, cardiogenic shock, or New York Heart Association Class IV status or ≥Class III status in the Killip classification.
5. Gastrointestinal (GI)/hepatic manifestations: nausea, vomiting, diarrhea, or a total bilirubin level ≥3.0 mg/dL.

Diagnosis

Grade of TS	Combinations of features	Requirements for diagnosis
TS1	First combination	Thyrotoxicosis plus at least one CNS manifestation and one of the following: fever, tachycardia, CHF, or GI/hepatic manifestation.
TS1	Alternate combination	Thyrotoxicosis and at least three of the following: fever, tachycardia, CHF, or GI/hepatic manifestations.
TS2	First combination	Thyrotoxicosis and a combination of two of the following: fever, tachycardia, CHF, or GI/hepatic manifestations.
TS2	Alternate combination	Meets the diagnostic criteria for TS1, except that serum fT3 or fT4 level are not available.

Exclusion and provisions

Cases are excluded if other underlying diseases clearly causing any of the following symptoms: fever (e.g., pneumonia and malignant hyperthermia), impaired consciousness (e.g., psychiatric disorders and cerebrovascular disease), heart failure (e.g., acute myocardial infarction), and liver disorders (e.g., viral hepatitis and acute liver failure). Therefore, it is difficult to determine whether the symptom is caused by TS or is simply a manifestation of an underlying disease; the symptom should be regarded as being due to TS that is caused by these precipitating factors. Clinical judgment in this matter is required.

TS, thyroid storm; TS , "definite" TS; TS2, "suspected" TS.

Abb. 3.1: Definition und diagnostische Kriterien für eine thyreotoxische Krise (aus [5]).

Auch neuere Definitionen und diagnostische Kriterien wie die der Japanischen Schilddrüsengesellschaft (Abb. 3.1) beruhen weitgehend auf klinischen Parametern [5]. Ein direkter Vergleich der Wertigkeit dieser Kriterien liegt nicht vor, beide Systeme erleichtern aber die Erkennung des klinischen Bildes einer thyreotoxischen Krise.

Patienten mit Verdacht auf eine thyreotoxische Krise müssen intensivmedizinisch überwacht werden. Die schilddrüsenspezifische Therapie mit Hemmung der Hormonfreisetzung und -wirkung unterscheidet sich prinzipiell nicht von der Therapie einer unkomplizierten Hyperthyreose, die Medikamente werden jedoch in höherer Dosierung und kürzeren Abständen verabreicht. Die effektivste thyreostatische Therapie erfolgt durch intravenöse Gabe von Thiamazol. Propylthiouracil hemmt zusätzlich zu seiner thyreostatischen Wirkung die periphere Konversion von T_4 zu biologisch aktivem T_3, kann aber nur oral appliziert werden und sollte somit nicht verwendet werden, wenn die gastrointestinale Resorption im Rahmen der Grunderkrankung nicht sicher gewährleistet ist. Zudem weist Propylthiouracil eine größere hepatische Toxizität als Thiamazol auf und sollte heute als Mittel der 2. Wahl angesehen werden.

Alle Thyreostatika wirken kompetitiv zu Jod und müssen daher bei vermuteter oder sicherer Jodkontamination des Patienten hochdosiert eingesetzt werden. Insbesondere hier führt die zeitgleiche Hemmung der Jodaufnahme in die Schilddrüse durch die Gabe von Perchlorat zu einer besseren Wirksamkeit und zu einem schnelleren Erreichen einer Euthyreose. Unter hochdosierten Thyreostatika müssen Blutbild und Leberwerte engmaschig kontrolliert werden. Während der Mechanismus der Agranulozytose für Propycil und Thiamazol gleich ist, kann er sich bei der Hepatotoxizität unterscheiden. Unter Thiamazol tritt eher ein hepatitisches Bild (erhöhte AST und ALT) auf, während Propycil häufiger eine cholestatische Hepatopathie (gGT, AP) verursacht. Studien der letzten Jahre haben jedoch gezeigt, dass es hier Überlappungen gibt; diese Klassifizierung sollte daher nur mit Vorsicht angewandt werden.

Ein Abfall der Gesamtleukozyten < 1500 bzw. Granulozyten < 500 zwingt zur Pausierung der Therapie. Die häufig aufgrund der Thyreotoxikose erhöhten Leberwerte (insbesondere ALT und AST) sind in der Regel keine Kontraindikation zur Verwendung von Thyreostatika, unter Therapie können die Transaminasen sogar abfallen. Die meisten Medikamentennebenwirkungen treten zu Beginn der Therapie auf.

Aufgrund der langen Plasmahalbwertszeit von Schilddrüsenhormonen [6] tritt die Wirkung einer thyreostatischen Therapie erst nach mehreren Tagen ein. Sofern die Thyreotoxikose nicht jodinduziert ist, kann durch die Gabe von Lugolscher Lösung (5 %ige Kaliumjodidlösung: 10 Tropfen oral alle 8 h) nach Beginn einer thyreostatischen Therapie mit Thiamazol oder PTU (> 1 h nach der ersten Gabe des Thyreostatikums) passager (max. 10–14 d) die Freisetzung von Schilddrüsenhormonen aus der Schilddruse innerhalb von wenigen Stunden geblockt werden. Während diese Methode früher häufiger angewandt wurde, wird hiervon heute von den meisten Zentren Abstand genommen.

Die medikamentöse Blockade der Schilddrüsenhormonwirkung durch die Gabe von β-Blockern ist daher unerlässlich. Insbesondere auch im Rahmen der thyreotoxischen Krise kardial dekompensierter Patienten sollten β-Blocker erhalten, da die adrenerge Stimulation Mitursache der kardialen Dekompensation ist. Bevorzugt sollten nicht-selektive β-Blocker, insbesondere Propranolol, geben werden, da diese zusätzlich als Konversionshemmer wirken. Die periphere Konversion von Schilddrüsenhormon wird auch durch die Gabe von Glukokortikoiden gehemmt. Der Gallensäurebinder Colestyramin unterbricht den enterohepatischen Kreislauf der Schilddrüsenhormone und kann somit deren Halbwertszeit deutlich verringern [7].

Die frühzeitige Thyreoidektomie (innerhalb von 48 h) ist die schnellste Maßnahme zur Senkung der Schilddrüsenhormonsekretion, geht bei einer thyreotoxischen Krise jedoch mit einem deutlich erhöhten Operationsrisiko einher und sollte daher möglichst erst nach weitgehender Stabilisierung des Patienten erfolgen. Die Plasmapherese insbesondere bei Thyreotoxikose bei Morbus Basedow spielt heute praktisch keine Rolle mehr.

Therapie der thyreotoxischen Krise

Supportive Maßnahmen:
– intensivmedizinische Überwachung von Kreislauf und Atmung; bei Bewusstseinsstörungen oder respiratorischer Insuffizienz ist die Indikation zur Beatmungstherapie frühzeitig zu stellen
– Flüssigkeits- und Elektrolytsubstitution mit balancierter Elektrolytlösung
– angemessene Ernährung, ggf. parenteral
– Kühlung, Fiebersenkung (vorzugsweise physikalisch; eine medikamentöse Fiebersenkung kann zu einer vermehrten Freisetzung von Schilddrüsenhormonen aus der Eiweißbindung führen)
– ggf. Sedierung
– Thrombembolieprophylaxe, Vollantikoagulation bei Vorhofflimmern

Senkung der freien Schilddrüsenhormonkonzentrationen:
– Thiamazol bis 3×40 mg/Tag i. v. oder
– (Propylthiouracil initial 300–450 mg/Tag (max.600 mg) p. o. verteilt auf 3 Dosen, wenn gastrointestinale Resorption gewährleistet; Erhaltungsdosis 100–150 mg/Tag)
– Colestyramin $3-4 \times 8$ g/Tag p. o.
– ggf. frühzeitige Thyreoidektomie nach Stabilisierung (innerhalb 48 Stunden)

Hemmung der Jodaufnahme in die Schilddrüse:
– Perchlorat $3-5 \times 15°$/Tag p. o.

Hemmung der Schilddrüsenhormonwirkung:
- Propranolol 1 mg i. v.- maximal 10 mg/Tag i. v. oder
- Propranolol 3–4 × 40–80 mg/Tag p. o.
- Bei Kontraindikation gegen nicht-selektiven β-Blocker (z. B. COPD) oder alternativ:
    - Metoprolol 5–15 mg i. v. oder 100–400 mg/Tag p. o.
    - Esmolol 0,5 mg/kg KG Bolus über 2–3 min, dann 50–200 μg/kg KG pro min. über Perfusor

Zusätzliche Hemmung der peripheren Konversion von T_4 zu T_3
- Prednisolon 1–2 mg/kg KG, max. 250 mg/Tag i. v.

Literatur

[1] Dietrich JW. Thyroid storm. Med Klin Intensivmed Notfmed. 2012;107(6):448–453. doi:10.1007/s00063-012-0113-2.

[2] Chiha M, Samarasinghe S, Kabaker AS. Thyroid storm: an updated review. J Intensive Care Med. 2015;30(3):131–140. doi:10.1177/0885066613498053.

[3] Herrmann J. Recent aspects in the therapy of thyreotoxic crisis. Dtsch Med Wochenschr. 1978;103(4):166–174. doi:10.1055/s-0028-1104401.

[4] Burch HB, Wartofsky L. Life-threatening thyrotoxicosis. Thyroid storm. Endocrinol Metab Clin North Am. 1993;22(2):263–277. http://www.ncbi.nlm.nih.gov/pubmed/8325286. Accessed January 3, 2019.

[5] Akamizu T. Thyroid Storm: A Japanese Perspective. Thyroid. 2018;28(1):32–40. doi:10.1089/thy.2017.0243.

[6] Dietrich J, Brisseau K, Boehm B. Resorption, Transport und Bioverfügbarkeit von Schilddrüsenhormonen. DMW – Dtsch Medizinische Wochenschrift. 2008;133(31/32):1644–1648. doi:10.1055/s-0028-1082780.

[7] Tsai W-C, Pei D, Wang T-F, et al. The effect of combination therapy with propylthiouracil and cholestyramine in the treatment of Graves' hyperthyroidism. Clin Endocrinol (Oxf). 2005;62(5):521–524. doi:10.1111/j.1365-2265.2005.02249.x.

4 Myxödemkoma

Jörg Bojunga

Das Myxödemkoma bezeichnet die dekompensierte, lebensbedrohliche Komplikation einer vorbestehenden, unbehandelten Hypothyreose. Die Erkrankung ist sehr selten und tritt überwiegend bei älteren Menschen auf. Das Myxödemkoma führt zu einer Störung zahlreicher Organsysteme und weist selbst unter optimaler intensivmedizinischer Therapie eine Letalität von bis zu 20–25 % auf [1].

4.1 Ätiologie und Pathogenese

Ein Myxödemkoma entsteht auf dem Boden einer vorbestehenden, nicht oder nicht ausreichend behandelten Hypothyreose. Die Hauptursachen einer Hypothyreose sind die chronische Autoimmunthyreoiditis oder eine vorangegangene Thyreoidektomie oder Radiojodtherapie. Der Übergang einer Hypothyreose in ein Myxödemkoma wird durch verschiedene Faktoren getriggert, zu denen insbesondere Infektionen (v. a. Pneumonien), akute kardiovaskuläre Ereignisse, Unterkühlung (Häufung in den Wintermonaten), Traumata und auch Narkosen gehören [2].

4.2 Diagnostik

Die Diagnose eines Myxödemkomas wird vorwiegend anhand klinischer Kriterien gestellt. Aus unterschiedlichen Gründen kann die Erkennung eines Myxödemkomas erschwert sein: Häufig liegen nur unspezifische Symptome vor, und nur selten besteht ein Koma im eigentlichen Sinne.

Die Serumkonzentrationen von TSH und freien Schilddrüsenhormonen bei einem Myxödemkoma müssen sich auch nicht von denen einer unkompliziert verlaufenden Hypothyreose unterscheiden und korrelieren nicht dem Schweregrad des Myxödemkomas.

Leitbefunde beim Myxödemkoma
Allgemeinbefunde:
- trockene, raue, kühle Haut, struppige Haare, aufgedunsenes Gesicht und Hände (nicht eindrückbare Ödeme als Zeichen einer Mukopolysaccharideinlagerung), Makroglossie, raue Stimme
- Hypothermie < 36° C
- Strumektomienarbe?

https://doi.org/10.1515/9783110591811-004

Table V. Myxedema coma screening tool

Criterion	Score
GCS	
0–10	4
11–13	3
14	2
15	0
TSH	
More than 30 mU/L	2
Between 15 and 30 mU/L	1
Low FT4*	1
Hypothermia[†]	1
Bradycardia[‡]	1
Precipitating event[§]	1

Total scores	Category	Recommendation
8–10	Most likely	Proceed with treatment
5–7	Likely	Treat if there are no other plausible causes
<5	Unlikely	Consider other diagnosis

Abbreviations: GCS, Glasgow coma scale; *FT4,* free thyroxine; *TSH,* thyroid-stimulating hormone.
*FT4 < 0.6 ng/dL.
[†]Body temperature <95°F measured on admission.
[‡]Heart rate <60 beats per minute measured on admission.
[§]Burns, carbon monoxide retention, gastrointestinal hemorrhage, infection, sepsis, medications, stroke, surgery, trauma, and so forth.[17]

Abb. 4.1: Möglicher Score zur Erkennung eines Myxödemkomas (aus [3]).

Pulmonal:
– Hypoventilation mit Hyperkapnie, respiratorischer Azidose

Kardiovaskulär:
– Sinusbradykardie, glg. AV-Block
– verlängerte QT-Zeit, Erregungsrückbildungsstörungen
– vermindertes Schlagvolumen, vermindertes HZV, hämodynamische Instabilität
– Perikard-, Pleuraerguss

Elektrolythaushalt:
– Hyponatriämie als Folge einer vermehrten Wasserretention (renal, ADH-Exzess) und einer ggf. verminderten adrenalen Reserve

Gastrointestinal:
– verminderte gastrointestinale Motilität bis hin zum paralytischen Ileus

Zentralnervös:
–   Depression
–   Beeinträchtigung der kognitiven Funktionen, Desorientierung, Halluzinationen
–   Verlangsamung, Lethargie bis Koma

Renal:
–   akutes Nierenversagen

Typische laborchemische Konstellation einer Hypothyreose ist eine erhöhte TSH-Konzentration bei erniedrigten fT4-Werten. Erschwerend kann im Rahmen einer auslösenden schweren Grunderkrankung ein *euthyroid sick syndrome* auftreten, das zu einem inadäquat niedrigen TSH-Wert führt. Auch die Gabe von Glukokortikoiden, Schleifendiuretika oder Dopamin kann den TSH-Wert senken. Zudem kann seltener auch eine sekundäre, hypophysär bedingte Hypothyreose ursächlich sein, bei der sich die TSH-Konzentration erniedrigt oder normwertig darstellt. Zusätzliche typische, wenngleich unspezifische Laborveränderungen beim Myxödemkoma sind eine Hyponatriämie, eine Hypercholesterinämie, erhöhte Werte für CK und LDH, erhöhte Kreatininwerte und gelegentlich Hypoglykämien.

Aufgrund des vielfältigen Bildes des Myxödemkomas wurde daher versucht, Scores als Hilfestellung für die Diagnose zu entwickeln (Abb. 4.1) [3,4]. Zu bedenken ist jedoch, dass diese Scores keine ausreichende Genauigkeit aufweisen müssen und bisher nicht an größeren prospektiven Kohorten validiert wurden. Hilfreich sind die Scores jedoch dabei, bei Hypothermie mit neurologischen oder psychiatrischen Auffälligkeiten sowie ggf. weiteren Symptome an ein Myxödemkoma zu denken und eine entsprechende Diagnostik zu veranlassen.

4.3 Therapie

Patienten mit Myxödemkoma bedürfen einer intensivmedizinischen Überwachung. Die therapeutischen Maßnahmen bestehen aus Zufuhr von Schilddrüsenhormon, supportiven Maßnahmen und Behandlung zusätzlich an der Entstehung des Myxödemkomas beteiligter Erkrankungen, insbesondere also von Infektionen. Die Zufuhr von Schilddrüsenhormon sollte in Form von Levothyroxin (T4) erfolgen. Die Gabe von Trijodthyronin (T3) kann das Komplikationsrisiko erhöhen und insbesondere kardiale Arrhythmien auslösen. Die Gabe wird daher kontrovers diskutiert.

Therapie des Myxödemkomas
Zufuhr von Schilddrüsenhormon:
–   initial 200–500 µg Levothyroxin i. v. (ggf. auch 500 µg p. o., falls die intestinale Resorption sichergestellt ist)
–   gefolgt von 1,5 µg/kg KG/Tag i. v.

- Umstellung auf orale Gabe von Levothyroxin in einer Dosis von 1,5 μg/kg KG/ Tag, wenn die gastrointestinale Resorption gewährleistet ist

Supportive Maßnahmen:
- frühzeitige Beatmung bei Hyperkapnie, respiratorischer Azidose und Bewusstseinsstörungen mit Ziel des langsamen Ausgleiches der Hyperkapnie
- Flüssigkeitssubstitution nur bei offensichtlicher Hypovolämie und dann mit balancierter Elektrolytlösung; bei Hyponatriämie aufgrund einer Wasserretention sollte wegen der Gefahr eines zerebralen Demyelinisierungssyndroms keine Natriumsubstitution, sondern eine Wasserrestriktion und Hydrokortisonsubstitution erfolgen
- bei anhaltender Hypotonie trotz ausreichender Flüssigkeitssubstitution Infusion von 100(–200) mg Hydrokortison/Tag über wenige Tage, dann schrittweise Dosisreduktion (cave Konversionshemmung von T3 zu T4 durch Steroide)
- Katecholamine sind gelegentlich weniger wirksam als Hydrokortison und erhöhen das Risiko kardialer Arrhythmien
- bei gesichertem Myxödemkoma sollte grundsätzlich auch an eine Addison-Krise gedacht werden, die durch Gabe von T4 exazerbiert werden kann; ggf. ist daher eine morgendliche Messung des Serumcortisols, insb. vor Gabe von Hydrokortison, sinnvoll
- langsame passive Erwärmung (warme Decken) bei Hypothermie; aktive Erwärmung (angewärmte Infusionen, Dialyse, ECMO) nur bei Körpertemperaturen < 31° C und nur langsam
- engmaschige Elektrolytkontrolle (insbesondere Natrium und Glukose) und ggf. Ausgleich
- Behandlung einer auslösenden Erkrankung, insbesondere antibiotische Therapie bei Infektionen
- Thrombembolieprophylaxe

Literatur

[1] Kwaku MP, Burman KD. Myxedema coma. J Intensive Care Med. 2007;22(4):224–231. doi:10.1177/0885066607301361.

[2] Savage MW, Mah PM, Weetman AP, Newell-Price J. Endocrine emergencies. Postgrad Med J. 2004;80(947):506–515. doi:10.1136/pgmj.2003.013474.

[3] Chiong YV, Bammerlin E, Mariash CN. Development of an objective tool for the diagnosis of myxedema coma. Transl Res. 2015;166(3):233–243. doi:10.1016/j.trsl.2015.01.003.

[4] Popoveniuc G, Chandra T, Sud A, et al. A Diagnostic Scoring System for Myxedema Coma. Endocr Pract. 2014;20(8):808–817. doi:10.4158/EP13460.OR.

5 Endokrine Erkrankungen in der Schwangerschaft

Jörg Bojunga

5.1 Schilddrüsenfunktionsstörungen in der Schwangerschaft

Die schwangerschaftsspezifischen Referenzbereiche für TSH und periphere Schilddrüsenhormone weichen deutlich von denen nicht schwangerer Personen ab und sind zudem trimesterspezifisch. Das Schwangerschaftshormon β-HCG weist Homologien zu TSH auf und kann den TSH-Rezeptor stimulieren. Dies führt zu einem physiologischen Abfall des TSH-Wertes insbesondere im 1. Trimenon. Gelegentlich finden sich auch erhöhte Konzentrationen der freien Schilddrüsenhormone, insb. bei Vorliegen einer Hyperemesis gravidarum. Diese sog. Gestationshyperthyreose ist i. d. R. nicht behandlungsbedürftig und remittiert mit Absinken der β-HCG-Konzentrationen nach ca. der 18. Schwangerschaftswoche.

Ursache einer manifesten Hyperthyreose während der Schwangerschaft, und von der Gestationshyperthyreose abzugrenzen, ist zumeist ein Morbus Basedow, seltener eine disseminierte oder fokale Schilddrüsenautonomie. Die Bestimmung der TSH-Rezeptorantikörper (TRAK) sowie eine qualifizierte Sonographie der Schilddrüse sind daher unerlässlich. Eine manifeste Hyperthyreose kann zu erheblichen maternalen und/oder fetalen Komplikationen wie Aborten, erhöhter Missbildungsrate, Frühgeburtlichkeit und erniedrigtem Geburtsgewicht führen und erfordert daher eine rasche Therapie. Aufgrund eines etwas höheren Missbildungsrisikos von Thiamazol wird in der Frühschwangerschaft weiterhin bevorzugt Propylthiouracil als Thyreostatikum verabreicht. Da dessen maternales Nebenwirkungsprofil aber gegenüber Thiamazol ungünstiger ist (insbesondere hepatotoxische Wirkungen), wird die Therapie nach Abschluss der Organogenese nach Ende des ersten Trimenon auf Thiamazol umgestellt werden. Die Evidenz für dieses Vorgehen ist jedoch eher gering [1]. Latent hyperthyreote Stoffwechsellagen können toleriert werden, das Auftreten einer Hypothyreose unter thyreostatischer Therapie muss aufgrund der negativen Auswirkungen auf den Feten strikt vermieden werden. Ziel einer thyreostatischen Therapie in der Schwangerschaft sind daher periphere Schilddrüsenhormonkonzentrationen im oberen Referenzbereich, keinesfalls eine Normalisierung der – meist langanhaltend – supprimierten TSH-Konzentrationen. Auch darf keine Kombination von Thyreostatika mit L-Thyroxin stattfinden, da dies eine fetale Hypothyreose verstärken kann.

Zur symptomatischen Therapie ist die Gabe von β-Blockern möglich.

Die einen Morbus Basedow auslösenden TSH-Rezeptor-Antikörper sind plazentagängig und können daher auch beim Fetus bzw. beim Neugeborenen zur Ausbildung einer Struma sowie zu Schilddrüsenfunktionsstörungen führen. Zudem sind auch sämtliche zur Verfügung stehenden Thyreostatika plazentagängig [2]. Während der Schwangerschaft und in der Neugeborenenperiode sind daher regelmäßige Kontrollen des Kindes auf Zeichen einer Schilddrüsenstoffwechselstörung indiziert. Neuere

https://doi.org/10.1515/9783110591811-005

Studien empfehlen ein intensiviertes Monitoring des Föten bzw. Neugeborenen, falls der TRAK 3,7-fach oberhalb des oberen Referenzwertes liegt [3].

Hypothyreosen in der Schwangerschaft bergen ebenfalls erhebliche maternale und fetale Risiken. Sie führen zu einer Erhöhung der Abortrate und steigern das Präeklampsierisiko. Eine ausreichende Substitution mit Schilddrüsenhormon unter regelmäßiger Kontrolle ist daher insbesondere in der Schwangerschaft essenziell. Der Substitutionsbedarf steigt bereits in der Frühschwangerschaft, eine vorbestehende L-Thyroxinsubstitution sollte daher mit Eintritt einer Schwangerschaft um 25–30 % gesteigert werden [4].

5.2 Nebenniereninsuffizienz in der Schwangerschaft

Bei Patientinnen mit Morbus Addison ist eine Substitution mit Gluko- und Mineralo-kortikoiden selbstverständlich auch während einer Schwangerschaft lebensnotwendig. Während der Substitutionsbedarf an Hydrocortison meist erst im 3. Trimenon etwas steigt, ist eine Erhöhung der Fludrocortisondosis aufgrund der antagonistischen Wirkung von Progesteron häufig schon in einem frühen Stadium der Schwangerschaft notwendig. Die Diagnostik einer drohenden Addison-Krise kann insbesondere in der Frühschwangerschaft durch die Ähnlichkeit der Symptome einer frühen Schwangerschaft mit denen eines Hypokortisolismus – Schwäche, Übelkeit, Erbrechen, abdominelle Beschwerden – deutlich erschwert werden. Bei Auftreten einer Addison-Krise wird diese analog zu der Therapie nicht schwangerer Patienten behandelt.

Während der Entbindung besteht ein deutlich höherer Hydrocortisonbedarf. Mit Beginn der Wehentätigkeit sollte daher ein Bolus von 100 mg Hydrocortison i. v. gegeben werden, dem je nach Entbindungsdauer weitere Bolusgaben nach jeweils 6–8 Stunden folgen sollten. Anschließend sollte bei einer unkomplizierten Entbindung die übliche orale Hydrocortisondosis noch für 24–48 Stunden in doppelter Dosierung gegeben und schließlich auf die übliche Erhaltungsdosis reduziert werden [5].

5.3 Hypophysäre Störungen in der Schwangerschaft

Bei einer vorbestehenden Hypophyseninsuffizienz mit sekundärem Hypogonadismus tritt eine Schwangerschaft in aller Regel nur nach einer medikamentösen Stimulation und Ovulationsauslösung ein. Eine Substitution mit Hydrocortison und L-Thyroxin muss während der gesamten Schwangerschaft in adaptierter Dosierung fortgeführt werden.

Schwangerschaft und Geburt können auch Auslöser einer Hypophyseninsuffizienz sein. Die seltene, autoimmun bedingte lymphozytäre Hypophysitis tritt in etwa der Hälfte der Fälle während einer späten Schwangerschaft auf und führt zu Symptomen eines Panhypopituitarismus, selten mit der Komplikation eines hypophysären Komas. Gelegentlich tritt ein Diabetes insipidus zentralis hinzu. Die Erkrankung kann zu einer erheblichen Schwellung der Hypophyse und konsekutiv zu einer Chiasmakompression, gelegentlich sogar zu Hirndrucksymptomen führen. Bei schweren Verläufen mit erheblichem raumforderndem Effekt ist auch in der Schwangerschaft unter Umständen eine immunsuppressive Therapie mit hochdosierten Glukokortikoiden notwendig oder selten sogar eine transsphenoidale Resektion [4]. Als Sheehan-Syndrom bezeichnet man die Sonderform einer ischämischen Hypophysennekrose als Folge größerer Blutverluste peripartal, die häufig zunächst durch eine primäre Agalaktie, also fehlende Milchbildung, auffällt.

Während einer Schwangerschaft und vorbestehender Hypophyseninsuffizienz ist eine Substitution von Geschlechtshormonen und Wachstumshormon nicht notwendig und nicht indiziert.

5.4 Hyperkalzämie bei primärem Hyperparathyreoidismus in der Schwangerschaft

Die Erstdiagnose eines primären Hyperparathyreoidismus (pHPT) während der Schwangerschaft ist selten, das Krankheitsbild jedoch mit einer erheblichen maternalen und fötalen Morbidität und Letalität verbunden. Mütterliche Komplikationsraten im Zusammenhang mit einem pPHT während der Schwangerschaft liegen Berichten zufolge bei bis zu 67 %, Komplikationen beim Fötus werden in bis zu 80 % der Fälle berichtet. Insgesamt existieren nur wenige Berichte und retrospektive Fallserien in der Literatur, so dass das Vorgehen individuell abgewogen werden muss [6]. Die Diagnose eines pHPT wird durch einen erhöhten Serumkalziumwert in Verbindung mit einem unangemessenen hohen Parathormonwert gestellt. Die klinischen Manifestationen stehen in direktem Zusammenhang mit der Höhe des Kalziumwertes. Die Diagnose kann jedoch erschwert sein, da die klinischen Symptome einer Hyperkalziämie während der Schwangerschaft unspezifisch sein können.

Das klinische Bild einer Hyperkalziämie in der Schwangerschaft im Zusammenhang mit einem pHPT ist variabel und reicht von asymptomatisch bei 23 % über Symptome wie Übelkeit, Erbrechen und Anorexie bei 36 %, Schwäche und Müdigkeit bei 34 % und neurologische/psychiatrische Manifestationen bei 26 %. Andere Berichte zeigen, dass bis zu 80 % der Schwangeren mit pHPT asymptomatisch sein können. Eine Nephrolithiasis (24–36 %) ist die häufigste Komplikation der Mutter, gefolgt von Knochenerkrankungen inkl. Frakturen und akuter Pankreatitis (7–13 %). Die akute Pankreatitis gilt als bedrohliches Anzeichen für den Schweregrad der Erkrankung und kann gleichzeitig mit einer hyperkalziämen Krise auftreten. Andere mütterliche Komplikationen sind Hyperemesis gravidarum, Präeklampsie, Tremor, Frakturen, Obstipation, Depression, verschwommenes Sehen, Urämie, Krampfanfälle und Koma. Eine hyperkalziäme Krise kann auch unmittelbar nach der Geburt auftreten, da der transplazentare Kalziumtransport von der Mutter zum Fötus plötzlich unterbrochen wird. Für eine hyperkalziäme Krise werden perinatale Letalitätsraten von

25 % und Neugeborenen-Tetanien in bis zu 50 % berichtet. Fetale Komplikationen bei Müttern mit pHPT, die keine suffiziente Behandlung erhalten hatten, können bei bis zu 80 % d. F. auftreten. Die schwerwiegendsten fetalen Komplikationen sind Neugeborenen-Tetanie, Totgeburten und Fehlgeburten [7].

Einige der mit der Schwangerschaft verbundenen physiologischen Veränderungen stellen eine Herausforderung für die Diagnose einer Hyperkalziämie dar, insb. die Hämodilution im Zusammenhang mit der intravaskulären Flüssigkeitsexpansion sowie die Erhöhung der glomerulären Filtrationsrate, die zu mütterlicher Hyperkalziurie und Gestationshypoalbuminämie führen. Der physiologische Abfall des Serumalbumins führt zu einem Abfall des Gesamtkalziumwertes. Der in der Schwangerschaft erniedrigte Gesamtwert an Kalzium im Serum kann eine milde Hyperkalziämie maskieren, wenn keine Korrektur für Albumin durchgeführt wird. Der erhöhte Kalziumbedarf während der Schwangerschaft wird hauptsächlich durch die gesteigerte intestinale Kalziumabsorption der Mutter realisiert, vermittelt durch eine erhöhte Bildung von 1,25-OH-Vitamin D. Ein Säugling benötigt etwa 25 bis 30 g Kalzium für die Mineralisierung seiner Knochen während der fötalen Entwicklung. Etwa 80 % dieser Kalziumakkumulation tritt im dritten Trimenon auf. Der Kalziumtransfer erfolgt während der gesamten Schwangerschaft über einen plazenta-fötalen Kalziumgradienten von 1,0:1,4. Das fötale Blut weist daher im Vergleich zum mütterlichen Blut eine höhere Kalziumkonzentration auf, was zur Unterdrückung der Entwicklung der fötalen Nebenschilddrüse bis nach der Entbindung führt. Bei der Geburt hat das Neugeborene eine relative Hyperkalziämie und einen unterdrückten PTH-Spiegel [8].

Schwangere mit einem Kalziumwert von über 2,85 mmol/l und vorangegangenen Aborten haben ein besonders hohes Risiko für Komplikationen bei der Mutter (Hyperkalziämie-Krise, Nephrolithiasis, Pankreatitis usw.) und beim Feten (insb. Aborte). Das Gestationsalter, klinische Symptomatik und der Schweregrad der Hyperkalziämie sollten bei der Abwägung des Nutzen-Risiko-Verhältnisses eines konservativen Vorgehens (Hydratation und Vitamin-D-Supplementierung) gegenüber einem aggressiveren medikamentösen Vorgehen bzw. einer Nebenschilddrüsenoperation berücksichtigt werden.

Asymptomatische Patientinnen mit leichter Hyperkalziämie (< 2,75 mmol/l) können meist konservativ (erhöhte Trinkmenge, Vitamin D-Gaben) mit engmaschiger auch fötaler Überwachung angemessen behandelt werden. Ab einem Kalzium > 2,85 mmol/l scheint die Komplikationsrate deutlich anzusteigen [9].

Symptomatische Patientinnen mit Kalziumwerten von > 3 mmol/l jeden Trimesters bedürfen einer sofortigen Behandlung mit intensivmedizinischer Überwachung und Therapie. Bei schwereren Formen der Hyperkalziämie wurden unterschiedliche medikamentöse Behandlungsoptionen eingesetzt, insbesondere forcierte intravenöse Hydratation mit kalziumfreier Elektrolytlösung sowie Steigerung der Kalziurese durch Furosemid-Gaben (Kategorie C während der Schwangerschaft). Die Schwangeren benötigen dabei häufig einen aggressiven intravenösen Flüssigkeitsersatz, da sie durch einen Hyperkalziämie-induzierten nephrogenen Diabetes insipidus dehydriert sein können. Auch Calcitonin (Kategorie B während der Schwangerschaft), das durch direkte Hemmung der Osteoklasten-Funktion das Kalzium akut senkt, wurde in der Schwangerschaft sicher angewendet, verliert rasch an Wirkung. Bisphosphonate (Kategorie D während der Schwangerschaft) sollten nicht oder allenfalls in lebensbedrohlichen Situationen zum Einsatz kommen. Die Behandlung einer schweren und refraktären Hyperkalziämie kann eine akute kurzzeitige Hämodialyse erfordern. Hier sollte insb. aufgrund der hämodynamischen Auswirkungen auf die Plazenta die Dosis sowie der Phosphatgehalt im Dialysat sorgsam bedacht und individuell festgelegt werden. Wenn alle medizinischen Maßnahmen versagen, kann eine dringende Parathyreoidektomie unabhängig vom Gestationsalter durchgeführt werden. Bisher ist nicht bekannt, ob eine der oben genannten medikamentösen Optionen einen Vorteil gegenüber der akuten chirurgischen Behandlung eines Nebenschilddrüsenadenoms unabhängig vom Gestationsalter aufweist. Berichte geben Hinweise dafür, dass das Risiko geburtshilflicher Komplikationen bei Frauen, die einer medikamentösen Behandlung zugeführt wurden, höher sein könnte als in Serien mit operativer Behandlung.

Eine – vorzugsweise minimalinvasive – Parathyreoidektomie während des zweiten Trimesters ist der therapeutische Goldstandard und die definitive Strategie bei der Behandlung eines pHPT während der Schwangerschaft mit Kalziumwerten > 2,75 mmol/l. Die Operation wird im zweiten Trimenon empfohlen, wenn das Risiko einer Narkose-induzierten Frühgeburt am geringsten und die Organogenese abgeschlossen ist [10].

5.5 Phäochromozytom in der Schwangerschaft

Phäochromozytome sind in der Schwangerschaft selten. Plasmakatecholamine sind nur zu geringem Anteil plazentagängig, der Katecholamingehalt des Nabelschnurblutes beträgt < 10 % der mütterlichen Werte.

Das Kardinalsymptom der Phäochromozytome, nämlich eine dauerhafte oder intermittierende arterielle Hypertonie, findet sich jedoch mit 6–8 % relativ häufig während der Schwangerschaft und verursacht eine relevante fetale und maternale Morbidität und Mortalität. Aufgrund der besonderen Therapiestrategie ist eine Erkennung von Phäochromozytomen in der Schwangerschaft als seltene Ursache einer Hypertonie von besonderer Bedeutung.

Ätiologie und Pathogenese von Phäochromozytomen unterscheiden sich nicht von den Phäochromozytomen außerhalb der Schwangerschaft. Sie kommen sowohl sporadisch als auch im Rahmen genetischer Syndrome vor (MEN 2, VHL, NF-1, SDHx-Mutationen etc.).

Da die arterielle Hypertonie während der Schwangerschaft kein seltenes Symptom ist, ist es von besonderer Bedeutung, die spezielle klinische Erscheinungsform der Phäochromozytom-assoziierten Hypertonie in Abgrenzung zu anderen Formen zu kennen. Häufigste Ursache der Hypertonie in der Schwangerschaft ist mit einer

Inzidenz von 25 % die Gestationshypertonie, gefolgt von der Präeklampsie mit 5–7 %. Im Gegensatz zur Phäochromozytom-assoziierten Hypertonie tritt bei diesen Formen die Hypertension jedoch meist nicht anfallsartig, sondern dauerhaft auf. Auch findet man nicht wie bei Phäochromozytomen eine paradoxe orthostatische Hypotonie. Die für die Präeklampsie typischen Ödeme sowie die Proteinurie treten hingegen nicht bei Phäochromozytom-assoziierter Hypertonie auf. Insbesondere unterscheiden sich diese Formen der Hypertonie durch ihren Zeitpunkt der Manifestation: während die Gestationshypertonie und Präeklampsie nach der 20. Schwangerschaftswoche auftreten, manifestiert sich das Phäochromozytom unabhängig von der Gestationsphase, meist bereits im ersten Trimenon.

Kardiovaskuläre Komplikationen der Phäochromozytome in der Schwangerschaft reichen von Blutdruckkrisen mit synkopalen Zuständen, Lungenödemen, Arrhythmien bis hin zur Takotsubo- und postpartalen Kardiomyopathie.

Laborchemisch lässt sich ein Phäochromozytom auch in der Schwangerschaft über die Messung der Plasmametanephrine diagnostizieren, die meist deutlich (> 2 × ULN) erhöht sind. Die Lokalisationsdiagnostik der meist mehrere Zentimeter großen Tumore erfolgt ausschließlich mittels Sonographie, die in geübten Händen eine hohe Sensitivität hat. Die MRT ohne Kontrastmittelverstärkung gilt als unbedenklich im 2. und 3. Trimester der Schwangerschaft. In den ersten 3 Monaten gibt es Sicherheitsbedenken insofern, als dass das in der Frühschwangerschaft besonders sensible Gewebe des Fetus durch die elektromagnetischen Wellen erwärmt wird und es den vergleichsweise starken Begleitgeräuschen der Untersuchung ausgesetzt ist. CT sowie Szintigraphien oder PET-Untersuchungen verbieten sich.

Die Therapie des Phäochromozytoms in der Schwangerschaft unterscheidet sich nicht von der bei Nicht-Schwangeren und besteht in der Resektion. Ebenso besteht eine Indikation zur Behandlung mit einem α-Blocker. Lediglich der Zeitpunkt der Operation muss besonders bedacht werden. Empfohlen wird eine laparoskopische Resektion im zweiten Trimenon, insbesondere vor der 24. Schwangerschaftswoche. Danach wird u. a. aufgrund der anatomischen Gegebenheiten eine konservative Therapie bis zur Entbindung empfohlen. Ggf. kann der Tumor im Rahmen einer Sectio cesarea reseziert werden. Ob der Schwangeren grundsätzlich eine Sectio oder eine Spontangeburt empfohlen werden soll, ist umstritten [11].

5.6 Abweichungen endokriner Parameter beim Intensivpatienten

Euthyroid sick syndrome (Synonym non-thyroidal illness syndrome: NTIS)

Schwere Erkrankungen und katabole Zustände führen zu typischen Veränderungen der Schilddrüsenhormonwerte, ohne dass eine Schilddrüsenerkrankung zugrunde liegt. Bereits früh im Verlauf schwerer Erkrankungen fallen die fT3-Konzentrationen ab, weshalb dieser Befund früher als „low-T3-Syndrom" bezeichnet wurde. Je nach Schwere der Erkrankung fallen im Verlauf dann auch die Werte für TSH und fT4. Die laborchemische Konstellation eines ausgeprägten sog. *euthyroid sick syndrome* kann demnach der einer sekundären Hypothyreose gleichen, wobei bei letzterer die fT4-Werte meist stärker erniedrigt sind als die fT3-Werte. Patienten mit *euthyroid sick syndrome* weisen jedoch keine klinischen Zeichen einer Schilddrüsenstoffwechselstörung, insb. vor dem akuten Krankheitsbeginn, auf. Bislang ist nicht abschließend gesichert, ob die Absenkung der Schilddrüsenhormone einen sinnvollen Adaptationsmechanismus des Körpers zum Schutz vor Hyperkatabolismus oder aber eine Maladaptation darstellt, die potenziell zur Verschlechterung der Erkrankung führt. Nach derzeitiger Studienlage bietet eine Behandlung mit Schilddrüsenhormon jedoch keinen Vorteil für die Patienten und kann sogar mit einem erhöhten Risiko einhergehen.

Das *euthyroid sick syndrome* mit erniedrigten Werten für fT3, ggf. auch fT4 und TSH, wird daher aktuell weiterhin am ehesten als Adaptationsmechanismus des Körpers an eine schwere Erkrankung interpretiert. Betroffene Patienten sind klinisch euthyreot. Eine Substitution mit Schilddrüsenhormon ist nicht empfohlen [12].

Die Veränderung der Schilddrüsenhormonwerte im Rahmen eines *euthyroid sick syndromes* kann die Diagnostik tatsächlich vorhandener Schilddrüsenstoffwechselstörungen erschweren.

Relative Nebenniereninsuffizienz

Akute, schwerste Erkrankungen können zu einer Beeinträchtigung der physiologischen Stressreaktion der adrenokortikotropen Achse und somit zu einem relativen Kortisolmangel führen. Insbesondere bei Patienten mit septischem Schock kann dies zu einer therapierefraktären Hypotonie beitragen. Initial sehr optimistische Studien zum generellen Einsatz von Hydrokortison im septischen Schock konnten jedoch nicht reproduziert werden, die Datenlage ist weiterhin kontrovers [13].

Empfehlungen zur Glukokortikoidsubstitution bei kritisch kranken Patienten:
- Die Durchführung eines ACTH-Stimulationstestes ist zur Identifizierung von Patienten, die von einer Glukokortikoidsubstitution profitieren, nicht indiziert.
- Eine intravenöse Glukokortikoidsubstitution *kann erwogen* werden bei Patienten im therapierefraktären septischen Schock, die ein unzureichendes Ansprechen auf Volumensubstitution und Katecholamine zeigen [14].
- Bei therapierefraktärer Sepsis kann die kontinuierliche Infusion von 200 mg Hydrocortison/24 h nach initialer Gabe eines Bolus von 100 mg Hydrocortison oder eine diskontinuierliche Therapie mit 4-mal 50 mg Hydrocortison/Tag erwogen werden. Diese Dosierung sollte über mindestens 7 Tage beibehalten und bei Kreislaufstabilisierung anschließend schrittweise ausgeschlichen werden.

Störungen hypophysärer Achsen

Schwere, vital bedrohliche Erkrankungen führen zu einer Beeinflussung auch der gonadotropen und somatotropen hypothalamisch-hypophysären Achsen. Im Rahmen dieser Erkrankungen können somit erniedrigte Konzentrationen für Wachstumshormon und Testosteron bzw. Estradiol auffallen. Klinische Zeichen sind insbesondere Zyklusstörungen bis hin zur Amenorrhoe bei Frauen. Der passagere sekundäre Hypogonadismus ist als Adaptationsmechanismus an die schwere Grunderkrankung zu verstehen und bedarf, ebenso wie ein Wachstumshormonmangel, keiner Substitution.

Literatur

[1]   Laurberg P, Andersen SL. Antithyroid Drug Use in Pregnancy and Birth Defects: Why Some Studies Find Clear Associations, and Some Studies Report None. Thyroid. 2015;25(11):1185–1190. doi:10.1089/thy.2015.0182.

[2]   Andersen S, Laurberg P. Managing hyperthyroidism in pregnancy: current perspectives. Int J Womens Health. 2016;8:497–504. doi:10.2147/IJWH.S100987.

[3]   van Dijk MM, Smits IH, Fliers E, Bisschop PH. Maternal Thyrotropin Receptor Antibody Concentration and the Risk of Fetal and Neonatal Thyrotoxicosis: A Systematic Review. Thyroid. 2018;28(2):257–264. doi:10.1089/thy.2017.0413.

[4]   Harbeck B, Rahvar A-H, Danneberg S, Schütt M, Sayk F. Life-threatening endocrine emergencies during pregnancy – management and therapeutic features. Gynecol Endocrinol. 2017;33 (7):510–514. doi:10.1080/09513590.2017.1307959.

[5]   Husebye ES, Allolio B, Arlt W, et al. Consensus statement on the diagnosis, treatment and follow-up of patients with primary adrenal insufficiency. J Intern Med. 2014;275(2):104–115. doi:10.1111/joim.12162.

[6]   Malekar-Raikar S, Sinnott BP. Primary hyperparathyroidism in pregnancy-a rare cause of life-threatening hypercalcemia: case report and literature review. Case Rep Endocrinol. 2011;2011:520516. doi:10.1155/2011/520516.

[7]   Diaz-Soto G, Linglart A, Sénat M-V, Kamenicky P, Chanson P. Primary hyperparathyroidism in pregnancy. Endocrine. 2013;44(3):591–597. doi:10.1007/s12020-013-9980-4.

[8]   Hosking DJ. Calcium homeostasis in pregnancy. Clin Endocrinol (Oxf). 1996;45(1):1–6.

[9]   Norman J, Politz D, Politz L. Hyperparathyroidism during pregnancy and the effect of rising calcium on pregnancy loss: a call for earlier intervention. Clin Endocrinol (Oxf). 2009;71(1):104–109. doi:10.1111/j.1365-2265.2008.03495.x.

[10] Dochez V, Ducarme G. Primary hyperparathyroidism during pregnancy. Arch Gynecol Obstet. 2015;291(2):259–263. doi:10.1007/s00404-014-3526-8.

[11] van der Weerd K, van Noord C, Loeve M, et al. ENDOCRINOLOGY IN PREGNANCY: Pheochromocytoma in pregnancy: case series and review of literature. Eur J Endocrinol. 2017;177(2):R49-R58. doi:10.1530/EJE-16-0920.

[12] Fliers E, Bianco AC, Langouche L, Boelen A. Thyroid function in critically ill patients. Lancet Diabetes Endocrinol. 2015;3(10):816–825. doi:10.1016/S2213-8587(15)00225-9.

[13] Suffredini AF. A Role for Hydrocortisone Therapy in Septic Shock? N Engl J Med. 2018;378 (9):860–861. doi:10.1056/NEJMe1801463.

[14] Rhodes A, Evans LE, Alhazzani W, et al. Surviving Sepsis Campaign: International Guidelines for Management of Sepsis and Septic Shock: 2016. Intensive Care Med. 2017;43(3):304–377. doi:10.1007/s00134-017-4683-6.

6 Störungen im Kalziumstoffwechsel

Michael Faust

Physiologie

Chemisch gesehen ist Kalzium ein Erdalkalimetall, welches sowohl in der unbelebten Natur als auch bei Lebewesen sehr häufig vorkommt. Das reaktionsfreudige Element findet sich in der Natur kaum elementar, sondern fast ausschließlich in Verbindungen, wie zum Beispiel Kalziumkarbonat. Im menschlichen Körper wird im Knochen des Erwachsenen etwa 1 kg Kalzium gespeichert und trägt dort im Hydroxylapatit gebunden wesentlich zur Festigkeit und Stabilität des Knochens bei. Darüber hinaus spielt Kalzium bei der neuronalen und neuromuskulären Signaltransduktion, der Muskelkontraktion oder auch als *second messenger* bei der intrazellulären Signaltransduktion eine wichtige Rolle.

Unter physiologischen Bedingungen ist der Kalziumhaushalt ausgeglichen. Mit einer ausgewogenen Ernährung nimmt der erwachsene Mensch etwas 1000 mg Kalzium pro Tag mit der Nahrung zu sich, überwiegend durch Milch, Milchprodukte und Mineralwässer. Dies entspricht auch der Empfehlung der Deutschen Gesellschaft für Ernährung. Hiervon wird jedoch nur ein kleiner Teil (ca. 200–300 mg) tatsächlich aufgenommen.

Bis zu 10 g Kalzium werden täglich über die Nieren filtriert, im Tubulussystem anschließend aber größtenteils wieder rückresorbiert, so dass unter physiologischen Bedingungen letztlich nur ca. 100 bis 300 mg Kalzium über den Urin ausgeschieden werden. Etwa 99 % des im Körper vorkommenden Kalziums findet sich physiologischerweise in Knochen und Zähnen. Dabei ist der Knochen ein überaus stoffwechselaktives Gewebe und ist damit ständig Umbauvorgängen mit De- und Remineralisierung unterworfen (Abb. 6.1).

Im Blutserum hingegen ist die Kalzium-Konzentration streng reguliert. An dieser Regulation sind verschiedene Gewebe und Hormone beteiligt. Die Regulations-

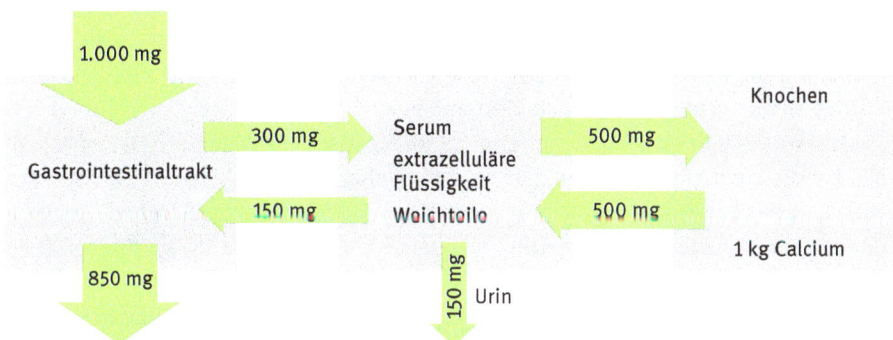

Abb. 6.1: Kalziumhaushalt im Körper unter physiologischen Bedingungen [1].

https://doi.org/10.1515/9783110591811-006

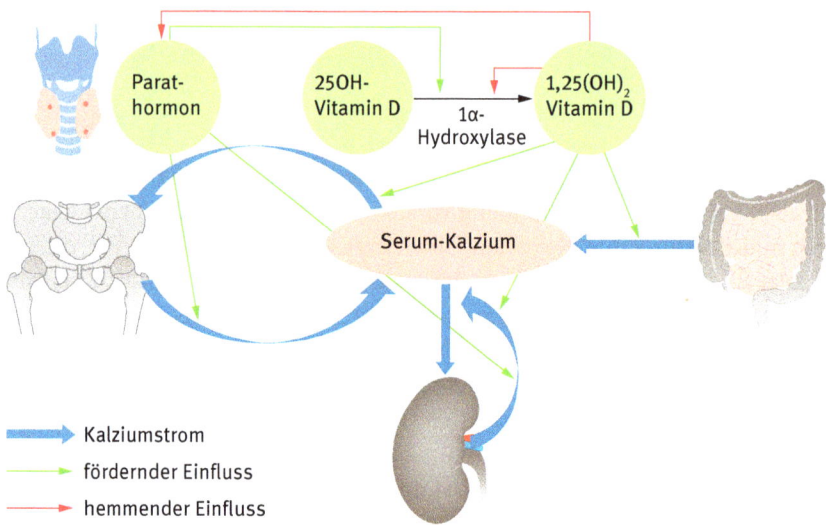

mechanismen sind vereinfacht in Abb. 6.2 dargestellt. Vitamin D3 (Colecalciferol) kann aus Vorstufen unter dem Einfluss von UVB-Strahlung des Sonnenlichtes in der Haut gebildet werden und in geringerem Maße mit der Nahrung zugeführt werden. Damit ist Vitamin D genaugenommen kein Vitamin, da diese definitionsgemäß dem Körper obligatorisch von außen zugeführt werden müssen. Vielmehr wird Vitamin D heute als ein Hormon begriffen. In der Leber wird Vitamin D3 zu 25(OH)-Vitamin D3 (Calcidiol) hydroxyliert. 25(OH)-Vitamin D3 stellt die Speicherform von Vitamin D im Körper dar, so dass dessen Bestimmung im Labor als ein Maß für die Vitamin D-Versorgung eines Individuums gilt.

In den proximalen Tubuluszellen der Nieren kann 25(OH)-Vitamin D3 durch die 1α-Hydroxylase zum biologisch sehr aktiven $1,25(OH)_2$-Vitamin D (Calcitriol) weiter hydroxyliert werden. Die 1α-Hydroxylase wird durch Parathormon (PTH), welches in den Nebenschilddrüsen gebildet wird, sowie durch ein niedriges Serum-Kalzium und -Phosphat stimuliert. Calcitriol hemmt die 1α-Hydroxylase sowie die PTH-Sekretion im Sinne eines negativen Feedback-Mechanismus.

Am Knochen bewirkt Calcitriol eine Mineralisation, im Dünndarm ist es essenziell, um die Absorption von Kalzium und Phosphat zu ermöglichen. PTH führt am Knochen indirekt unter anderen zu einer Aktivierung der Osteoklasten und damit zu einer Kalzium-Phosphat-Mobilisierung aus dem Knochen. An der Niere führt PTH zu einer tubulären Kalziumreabsorption und einer Phosphatexkretion.

Die Bildung und Ausschüttung von PTH wird überwiegend durch die Serum-Kalziumkonzentration reguliert. Hierbei spielt der auf der Oberfläche der Nebenschilddrüsenzellen exprimierte Kalzium-sensing-Rezeptor die entscheidende Rolle. Während niedrige Serumkalziumkonzentrationen zu einer maximalen Stimulation der PTH-Ausschüttung führen, resultiert ein ansteigender Serumkalziumspiegel in einer raschen und robusten Suppression der PTH-Bildung und -ausschüttung [2].

Der erste Schritt in der Evaluation einer Veränderung des Serumkalziumspiegels besteht darin, diese durch eine wiederholte Messung mit gleichzeitiger Bestimmung von Albumin und Eiweiß zu bestätigen. Auch sollten Vorwerte herangezogen werden soweit vorhanden.

Der Referenzbereich für das Gesamt-Kalzium liegt (je nach verwendeten Messverfahren unterschiedlich, siehe Tab. 6.1) z. B. zwischen 2,2 und 2,6 mmol/l (8,4–10,5 mg/dl).

40–50 Prozent des Serum-Kalziums liegt an Eiweiß gebunden vor, hauptsächlich an Albumin. Biologisch aktiv ist das ionisierte (freie) Kalzium. Der Referenzbereich für das ionisierte (freie) Kalzium liegt (je nach verwendeten Messverfahren unterschiedlich) z. B. zwischen 1,15–1,35 mmol/l (4,6–5,4 mg/dl).

Tab. 6.1: Referenzwerte für Kalzium.

	mmol/l	mg/dl
Gesamt-Kalzium	2,2–2,6	8,4–10,5
ionisiertes (freies) Kalzium	1,15–1,35	4,6–5,4

CAVE: Je nach verwendeten Messverfahren variieren die Referenzwerte. Maßgeblich sind die jeweils vor Ort angegebenen Referenzwerte.

Bei Patienten mit hohem oder niedrigem Serum-Albumin spiegelt somit die Gesamt-Kalzium-Konzentration nicht die physiologisch wichtige ionisierte (freie) Kalzium-Konzentration wider. Eine erhöhte Proteinbindung kann eine Erhöhung der Gesamt-Kalzium-Konzentration ohne Erhöhung der ionisierten (freien) Kalzium-Konzentration verursachen. Dieses Phänomen wird Pseudohyperkalzämie genannt und kommt z. B. bei Patienten mit Hyperalbuminämie auf Grund einer schweren Dehydratation oder selten bei Patienten mit multiplem Myelom, die ein Kalzium-bindendes Paraprotein aufweisen, vor.

Auf der anderen Seite kann bei Patienten mit einer Hypalbuminämie, z. B. durch eine schwere Erkrankung oder Malnutrition sowie durch ein nephrotisches Syndrom, die Gesamt-Kalzium-Konzentration normal sein, obwohl die ionisierte (freie) Kalzium Konzentration erhöht ist.

Da nicht alle Labore die ionisierte (freie) Kalzium-Konzentration zuverlässig messen, ist es sinnvoll die gemessene Gesamt-Kalziumkonzentration um das Serumalbumin oder das Serumeiweiß nach folgenden Formeln zu korrigieren:

Korrigiertes Kalzium

$$Kalzium_{gemessen}(mmol/l) - 0,025 \times Albumin(g/l) + 1$$

$$Kalzium_{gemessen}(mmol/l)/(0,6 + (Eiweiß(g/l)/194))$$

Etwa 10–15 % des Serumkalziums ist an Anionen wie Citrat und Phosphat gebunden, so dass starke Veränderungen in den Konzentrationen dieser Stoffe ebenfalls zu einer Veränderung des Verhältnisses von gebundenem und freiem Kalzium führen können.

Auch Störungen im Säure-Basen-Haushalt beeinflussen den Anteil der freien Kalzium-Konzentration. Eine Erhöhung des extrazellulären pH (Alkalose) führt zu einer verstärkten Bindung von Kalzium an Albumin, was die ionisierte Kalziumkonzentration im Serum verringert. Der Abfall der ionisierten Kalziumkonzentration bei akuter respiratorischer Alkalose – wie beispielsweise bei einer Hyperventilation – beträgt ungefähr 0,04 mmol/l (0,16 mg/dl) pro Anstieg des pH um 0,1 [3]. Eine Azidose hingegen führt zu einer verminderten Eiweißbindung und damit zu einem Anstieg des ionisierten Kalziums. Ein Abfall des pH um 0,1 steigert das ionisierte Kalzium um etwa 0,05 mmol/l (0,2 mg/dl).

6.1 Hypokalzämie

Eine klinisch bedeutsame Hypokalzämie liegt dann vor, wenn das freie oder ionisierte Kalzium unterhalb des jeweiligen Referenzwertes abfällt. Sind die Werte nur leicht vermindert, sollten sie auf Albumin oder Eiweiß korrigiert werden (s. o.) oder können durch direkte Bestimmung des ionisierten Kalziums (beispielsweise in Zusammenhang mit der Bestimmung einer Blutgasanalyse) detektiert werden. Dies gilt ebenso bei Patienten, die klinische Zeichen einer Hypokalzämie (s. u.) aufweisen, aber niedrig-normale Kalziumwerte aufweisen.

6.1.1 Klinische Präsentation

Hypokalzämien können milde bis schwere akute oder chronische Symptome verursachen. Hier sollen nur die akuten Symptome beleuchtet werden. Insbesondere bei langbestehender Hypokalzämie können Patienten auch nahezu beschwerdefrei sein. Die Schwere der Symptomatik korreliert nicht unbedingt mit der Schwere der Hypokalzämie. Eine rasch entstandene Hypokalzämie ist häufiger symptomatisch als eine chronische Form.

Die Symptomatik der Hypokalzämie basiert im Wesentlichen auf einer gestörten neuro-muskulären oder neuro-neuralen Signalübertragung. Das klassische Zeichen ist die Tetanie. Die Symptome reichen von einer perioralen oder distalen Kribbelparästhesie, über Muskelkrämpfe bis hin zum klassischen karpopedalen tetanischen Krampf (Adduktion des Daumens, Flexion in den Metakarpophalangeal- und Handgelenken sowie Extension der Finger). Selten, aber gefürchtet, ist ein Spasmus der Atemmuskulatur und der Glottis (Laryngismus stridolus), welcher zu Stridor und Atemnot führt.

Prinzipiell verstärkt eine Alkalose die Hypokalzämie und klinische Symptomatik. Einige Patienten entwickeln bei zunächst milder Hypokalzämie mit Kribbelparästhesien eine Hyperventilation, die über die resultierende respiratorische Alkalose die Hypokalzämie verstärken kann.

Bei weniger stark symptomatischen Patienten kann eine Hypokalzämie durch Auslösen eines tetanischen Handkrampfes nach Anlegen einer Blutdruckmanschette und Aufpumpen derselben auf suprasystolischen Druck über drei bis vier Minuten (Trousseau-Zeichen) oder durch Auslösung eines Zuckens der Gesichtsmuskeln nach ohrnahem Beklopfen des Nervus facialis (Chvostek-Zeichen) vermutet werden.

Da neben der neuromuskulären auch die zentralnervöse Signalübertragung gestört ist, kann es zu fokalen oder generalisierten Krampfanfällen kommen. Ebenfalls kann bei Patienten verstärkte Ängstlichkeit oder Depressivität auftreten. Psychotische Symptome sind hingegen selten.

Insbesondere bei sich rasch entwickelnder Hypokalzämie kann es zu einer Hypotension, ggf. in Verbindung mit einer reversiblen myokardialen Dysfunktion kommen. Im EKG findet sich häufig ein verlängertes QT-Intervall aufgrund einer Verlängerung der zweiten Phase des Aktionspotentials. Prinzipiell können höhergradige Rhythmusstörungen bis hin zu Torsade de point Tachykardien auftreten. Diese sind allerdings selten und erreichen nicht die Häufigkeit wie bei Hypokaliämie oder Hypomagnesiämie.

Eine Hypokalzämie kann am Auge zu einem Papillenödem, selten zu einer Neuritis nervi optici führen.

Fehlerhafte Signalübertragung des autonomen Nervensystems können darüber hinaus zu vermehrtem Schwitzen, Bronchospasmus oder Gallenkoliken führen.

Prinzipiell muss erwähnt werden, dass die akute Symptomatik im Rahmen von Hypokalzämien unabhängig von der tatsächlichen Schwere von den meisten Patienten als sehr bedrohlich und traumatisierend geschildert wird. Eine unverzügliche Diagnostik und Therapie ist somit auch in Hinblick auf das weitere Leben und Erleben der Patienten von großer Bedeutung.

6.1.2 Epidemiologie

In der Literatur finden sich nur wenige Angaben zur Häufigkeit von Hypokalzämien und meist nur in Bezug auf die zugrundeliegende Störung. So wird die Prävalenz des Hypoparathyreoidismus in Europa auf 10 bis 40 pro 100.000 Einwohner geschätzt [4].

6.1.3 Pathophysiologie

Die mit Abstand häufigsten Ursachen für eine Hypokalzämie sind der postoperative Hypoparathyreoidismus und der Vitamin-D-Mangel.

Prinzipiell können die Hypokalzämien in *Parathormon-abhängige* (zu geringe Bildung oder Wirkung von Parathormon) und *Parathormon-unabhängige* (Parathormonwerte sind entsprechend der physiologischen Steuerung erhöht) unterteilt werden.

Bei den *Parathormon-abhängigen Formen* ist der postoperative Hypoparathyreoidismus die weitaus häufigste Form. Nach einer Operation der Schilddrüse oder des Halses kann es in Folge einer akzidentellen Mitentfernung, einer mechanischen Verletzung oder einer Unterbrechung der Blutzufuhr der Nebenschilddrüsen zu einem Hypoparathyreoidismus kommen. Die Rate eines persistierenden postoperativen Hypoparathyreoidismus wird mit Allgemeinen mit 0,5–4 % angegeben und hängt von der Erfahrung des Operateurs und der notwendigen Radikalität der Operation ab und ist bei Wiederholungseingriffen höher als beim Ersteingriff. Kurzfristige transiente postoperative Störungen sind weitaus häufiger. Die Nebenschilddrüsenfunktion kann sich nach einem operativen Eingriff auch noch nach Monaten erholen [5].

Aufgrund der fehlenden oder verminderten Bildung von Parathormon kommt es zu einer verminderten Hydroxylierung von 25(OH)-Vitamin-D (Colecalciferol) zu aktivem $1-25(OH)_2$-Vitamin-D (Calcitriol) und somit konsekutiv zu einer verminderten Aufnahme von Kalzium aus dem Darm sowie zu einer verminderten Kalziumreabsorption im Tubulussystem der Nieren.

Auch nach Operation von Nebenschilddrüsenadenomen kann es durch die Suppression der gesunden verbleibenden Nebenschilddrüsen transient zu einer Hypokalzämie mit inadäquat niedrigen Parathormonspiegeln kommen. Davon abzugrenzen ist das sog. „*hungry bone syndrome*", eine prolongierte Hypokalzämie nach Entfernung eines Nebenschilddrüsenadenoms bei lang bestehendem schweren Hyperparathyreoidismus mit ossärer Beteiligung. Hierbei kann der Parathormonspiegel initial niedrig sein, im Verlauf aber ansteigen, ohne dass sich die Hypokalzämie zunächst bessert.

Deutlich seltener als die iatrogene Schädigung ist ein Hypoparathyreoidismus in Folge einer Autoimmunerkrankung. Meist tritt sie im Verbund mit anderen autoimmunen Endokrinopathien (Autoimmun polyglanduläre Syndrome) auf.

Eine seltene Ursache für eine Hypokalzämie mit niedrigen Parathormonwerten ist die „Autosomal Dominante Hypokalzämie" (ADH). Ihr liegt eine genetisch bedingte aktivierende Mutation im Kalzium-sensing-Rezeptor zugrunde. Schon sehr niedrige Serumkalziumwerte führen so über eine Aktivierung des Kalzium-sensing-Rezeptors zu einer Suppression der Produktion und Sekretion von Parathormon. Im Gegensatz zum Hypoparathyreoidismus ist die Kalziumausscheidung im Urin jedoch nicht vermindert, sondern inadäquat hoch.

Den *Parathormon-unabhängigen Formen* der Hypokalzämie liegt meist ein Vitamin-D-Mangel in Folge einer Malabsorption bzw. Malnutrition oder zu geringer Sonnenlichtexposition zugrunde. Der Parathormonspiegel ist in diesen Fällen meist deutlich erhöht (sekundärer Hyperparathyreoidismus). Aufgrund des Substratmangels kann trotz maximaler Aktivierung der 1-alpha-Hydroxlase nicht genügend aktives Vitamin D (Calcitriol) gebildet werden. Bei langbestehendem schweren Vitamin-D-Mangel kommt es meist auch zu einer schmerzhaften Knochenerweichung (Osteomalazie).

Seltene Formen der Parathormon unabhängigen Formen sind in Tab. 6.2 aufgelistet.

Tab. 6.2: Seltene Formen der Hypokalzämie mit „normalen" und hohen Parathormonwerten.

terminale Niereninsuffizienz	verminderte Aktivität der 1-alpha-Hydroxylase in Verbindung mit erhöhten Phosphatwerten
Vitamin-D-Resistenz	angeborene verminderte Aktivität der 1-alpha-Hydroxylase
Pseudohypoparathyreoidismus	angeborener Defekt in der Post-Rezeptor-Signalverarbeitung von Parathormon
Hyperphosphatämie	akutes Nierenversagen, Rhabdomyolyse, Tumorlyse-Syndrom
akute Pankreatitis	Ausfällung von Kalzium bei der Verseifung von Fetten
Sepsis und schwere Erkrankung	Kombination aus verminderter Parathormonsekretion, verminderter Vitamin-D-Aktivierung und Endorganresistenz

Ein Magnesiummangel kann über eine Parathormonresistenz zu einer Hypokalzämie führen, die sich mit Kalziumgaben alleine kaum korrigieren lässt. Bei sehr schwerem Magnesiummangel kommt es auch zu einer verminderten Parathormonsekretion. Die häufigsten Ursachen für eine Hypomagnesiämie sind Malnutrition, Alkoholismus und eine Therapie mit Cisplatin.

6.1.4 Diagnostik der Hypokalzämie

Anamnese

Bei der Anamnese sollte nach vorbestehenden Kalziumstörungen sowie nach Operationen und Bestrahlungen im Halsbereich gefragt werden. Von Interesse ist, ob autoimmune Erkrankungen insbesondere der Drüsen beim Patienten oder in der Familie des Patienten bekannt sind. Wann immer möglich, sollten ältere Laborwerte herangezogen werden, insbesondere mit der Frage, ob sich die Kalziumstörung schnell oder langsam entwickelt hat. Der Gewichtsverlauf und die Ernährungsanamnese können Hinweise auf Malnutrition oder Malabsorption geben. Mangelnde Sonnenlichtexposition (z. B. längere stationäre Aufenthalte, Immobilität, etc.) und Knochenschmerzen weisen auf einen möglichen Vitamin-D-Mangel hin.

Labor

Initial erfolgt die ggf. repetitive Bestimmung des Serumkalziumwertes. Wie oben beschrieben sollte zeitgleich Albumin und/oder das Gesamteiweiß bestimmt werden, um den korrigierten Kalziumwert zu errechnen. Gerade in der Notsituation ist die Bestimmung des ionisierten Kalziumwertes sinnvoll, da hierbei keine Korrektur vorgenommen werden muss und die Bestimmung meist auch im Zusammenhang mit einer Blutgasanalyse zeitnah erfolgen kann. Die Blutgasanalyse gibt Hinweise auf eine Hyperventilationsalkalose, die begleitend auch bei tatsächlicher Hypokalzämie vorliegen kann.

Es sollte auch eine Bestimmung von Serumphosphat und Serummagnesium erfolgen, um begleitende Elektrolytstörungen zu erfassen. Zur Frage der Genese der Hypokalzämie ist die Bestimmung des Parathormons sowie die Bestimmung der 25 (OH)-Vitamin D-Konzentration sinnvoll. Bei der Bestimmung des Parathormons ist zu beachten, dass es sich um ein Polypeptid mit begrenzter Stabilität handelt. Die präanalytischen Vorgaben des lokalen Labors (EDTA-Röhrchen? Kühlung notwendig?) sind zu beachten. Die Bestimmung von 1,25(OH)$_2$-Vitamin D ist in der Notfallsituation selten erforderlich. Idealerweise vor Therapieeinleitung sollte auch die Ausscheidung (besser die fraktionierte *Clearance*) von Kalzium und Phosphat im Urin bestimmt werden. Ein diagnostisches Schema zur Abklärung der Hypokalzämie findet sich in Abb. 6.3.

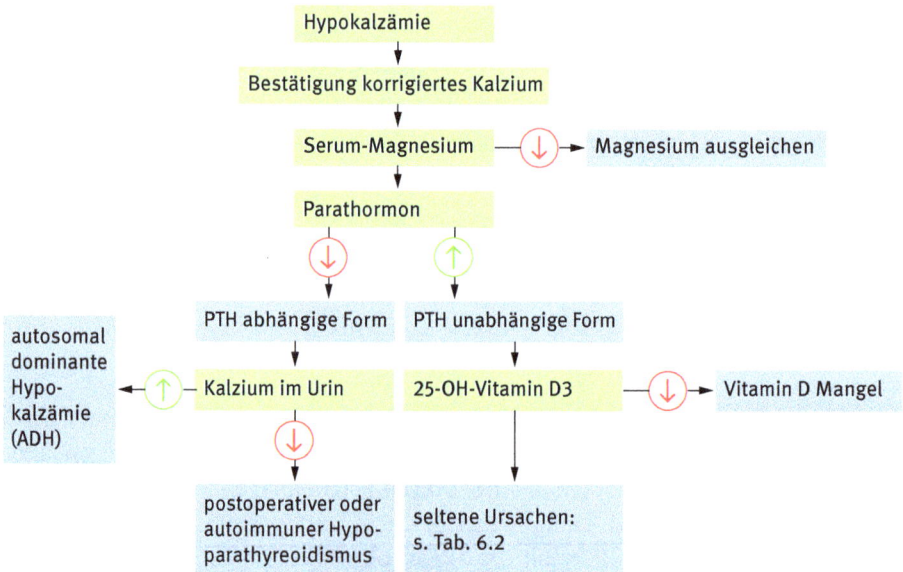

Abb. 6.3: Diagnostisches Schema bei Hypokalzämie.

6.1.5 Akuttherapie der Hypokalzämie

Bei deutlich symptomatischer Hypokalzämie (tetanischer Krampf, starke Kribbelparästhesien) und erniedrigtem Serumkalziumwert besteht die Indikation zur möglichst sofortigen *intravenösen Kalziumgabe*. Dies trifft auch zu bei geringer klinischer Symptomatik, aber deutlicher QT-Zeitverlängerung sowie bei Abfall des korrigierten Serumkalziums auf Werte unter 1,9 mmol/L innerhalb kurzer Zeit (z. B. nach Halseingriffen).

> Empfohlen wird die streng intravenöse Gabe von initial 10 ml einer 10 %igen Calciumgluconatlösung. Die Injektion soll langsam (etwa über 10 Minuten) am liegenden Patienten unter EKG-Monitoring erfolgen.

Bei Patientin mit Digitalispräparaten ist besondere Vorsicht im Hinblick auf Herzrhythmusstörungen geboten. Über den selben Zugang dürfen keine Bikarbonat- oder Phosphat-haltigen Lösungen und kein Ceftriaxon gegeben werden.

Da der Effekt der intravenösen Injektion nur etwa zwei bis drei Stunden vorhalten wird, kann im Anschluss eine kalziumhaltige Infusion (z. B. 1 Ampulle 10 ml 10 % Calciumgluconat in 1000 ml Glukose 5 % oder 1000 ml NaCl 0,9 %; initiale Infusionsrate 50 ml/h) sinnvoll sein. Ziel der Therapie ist es, die Kalziumkonzentration im Serum auf niedrignormale Werte anzuheben. Unter der Infusionstherapie ist die Serumkalziumkonzentration engmaschig zu kontrollieren.

Parallel sollte mit einer *oralen Kalziumsubstitution* begonnen werden. Hierbei sollten 1 bis maximal 4 Gramm elementares Kalzium in 2 bis 4 Einzeldosen über den Tag verteilt gegeben werden. Dabei sind die diversen elementaren Kalziumkonzentrationen in den unterschiedlichen oralen Kalziumpräparaten zu beachten (s. Tab. 6.3). Kalziumkarbonat und Calciumgluconat benötigen zur besseren Aufnahme ein saures Milieu im Magen-Darmtrakt. Insofern sollten sie in Verbindung mit Mahlzeiten eingenommen werden. Eine Achloridie z. B. in Folge einer Therapie mit Protonpumpeninhibitoren verschlechtert die Aufnahme. Die Aufnahme von Kalziumcitrat-haltigen Präparaten ist säureunabhängig. Die Gabe von mehr als 3 bis 4 Gramm elementaren Kalziums pro Tag übersteigt die enterale Resorptionskapazität und ist deshalb nicht sinnvoll.

Tab. 6.3: Orale Kalziummonopräparate*.

Handelsname	Darreichungsform	Inhaltsstoffe	Elementares Kalzium
Calcilac® mono	Kautablette	1250 mg Calciumcarbonat	500 mg
Calcitrat® 950	Filmtablette	950 mg Calciumcitrat	200 mg
Calcium 1000 dura®	Brausetablette	2500 mg Calciumcarbonat	1000 mg
Calcium 1000 mg HEXAL®	Brausetablette	2500 mg Calciumcarbonat	1000 mg
Calcium 500 dura®	Brausetablette	1250 mg Calciumcarbonat	500 mg
Calcium 500 mg HEXAL®	Brausetablette	1250 mg Calciumcarbonat	500 mg
Calcium AL Brause 1000	Brausetablette	2500 mg Calciumcarbonat	1000 mg
Calcium AL Brause 500	Brausetablette	1250 mg Calciumcarbonat	500 mg
Calcium Sandoz® fortissimum	Brausetablette	4954 mg Calciumgluconat + 900 mg Calciumcarbonat	1000 mg
Calcium Sandoz® forte	Brausetablette	2940 mg Calciumgluconat + 300 mg Calciumcarbonat	500 mg
Calcium Verla® 600 mg	Filmtablette	1500 mg Calciumcarbonat	600 mg
Calcium-dura® 600 mg	Filmtablette	1500 mg Calciumcarbonat	600 mg
Calcium-ratiopharm® 500 mg	Kautablette	1250 mg Calciumcarbonat	500 mg
Calciumcarbonat 500 Abanta	Kautablette	500 mg Calciumcarbonat	199 mg
Calciumcarbonat 500 Sertür-ner	Kautablette	500 mg Calciumcarbonat	199 mg
CC-nephro 500 mg	Filmtablette	500 mg Calciumcarbonat	200 mg
Dreisacarb 500 mg	Filmtablette	500 mg Calciumcarbonat	200 mg
frubiase® calcium	Trinkampulle	500 mg Calciumgluconat + 350 mg Calciumpentahydrat	90 mg

* Auflistung in alphabetischer Reihenfolge, nur Präparate mit Angabe zur Wirkstoffmenge und ohne Anspruch auf Vollständigkeit

Wenn die Hypokalzämie durch eine *Hypomagnesiämie* verursacht oder verstärkt wird, führt die alleinige Kalziumtherapie meist nicht zu suffizienten Ergebnissen. Bei tetanischen Krämpfen und erniedrigter Magnesiumkonzentration im Serum sollte deshalb die Magnesiumkonzentration angehoben werden. Typischerweise werden hierfür 2 g Magnesiumsulfat (dies entspricht z. B. 2 Ampullen á 10 ml einer 10%igen Magnesiumsulfatlösung) über 10 bis 20 Minuten intravenös verabreicht werden. Ziel ist es die Magnesiumkonzentration auf mindestens 0,4 mmol/l anzuheben. Erhöhte Magnesiumkonzentrationen müssen hierbei streng vermieden werden.

Die weitere Therapie der Hypokalzämie ist abhängig von der zugrunde liegenden Störung:

Im Falle eines *Hypoparathyreoidismus* sollte frühzeitig eine Therapie mit Vitamin-D-Metaboliten begonnen werden. Eine alleinige Therapie mit Kalzium führt nicht zu einer suffizienten Einstellung. Therapie der Wahl sind die Vitamin-D-Analoga Calcitriol und Alphacalcidol. Dies Präparate entsprechen dem aktivierten Vitamin D. Der Vorteil dieser Formulierungen gegenüber anderen Vitamin-D-Analoga wie Dehydrotachysterol liegt im schnelleren Wirkeintritt (wenige Stunden) und der kurzen Halbwertzeit, so dass nur eine geringe Gefahr einer Akkumulation besteht. Eine häufig passende Dosis bei Hypoparathyreoidismus liegt bei 1 µg/Tag. Diese Dosis sollte bei Calcitriolpräparaten auf zwei Einzeldosen aufgeteilt werden.

Wenn ein *Vitamin-D-Mangel* Ursache für die Hypokalzämie ist, sollte mit Vitamin-D3-Präparaten (Colecalciferol) therapiert werden. Es finden sich unterschiedliche Aufdosierungsschemata, wie z. B. wöchentlich 50.000 I. E. für 6 bis 8 Wochen. Wir verabreichen meist einmalig 100.000 I. E. (z. B. 5 Kapseln Colecalciferol 20.000 I. E.), gefolgt von 20.000 I. E. einmal pro Woche. Bei den hochdosierten Colecalciferolpräparaten ist zu beachten, dass sie in geringen Mengen Erdnussöl enthalten können und somit nicht für Menschen mit Erdnussallergien geeignet sind. Bei schweren Malabsorptionszuständen (z. B. Kurzdarmsyndrom) kann das Vitamin D3 auch intramuskulär verabreicht werden.

6.1.6 Langfristige Therapie der Hypokalzämie

Bei der langfristigen Therapie der durch einen Mangel an Parathormon begründeten Hypokalzämie besteht die Standardtherapie aus einer Kombination aus aktiviertem Vitamin D (Calcitriol oder Alphacalcidol, meist um 1 µg/Tag) und der Gabe von Kalzium (meist ca. 1 bis 2 g elementares Kalzium pro Tag).

Ziel der Therapie ist Symptomfreiheit bei möglichst niedrigen Serumkalziumspiegeln und möglichst kleinem Kalzium-Phosphat-Produkt. Bei der Therapie muss darauf geachtet werden, dass die Kalziumausscheidung im Urin nicht zu hoch ist [6].

Entsprechend werden etwa halbjährliche Kontrolluntersuchungen der Serum- und Urinelektrolyte sowie der Nierenfunktion empfohlen. Ebenfalls sollten regelmäßige sonographische Kontrollen der Nieren, Knochendichtemessungen und augenärztliche Untersuchungen durchgeführt werden.

Auch wenn sich in den meisten Fällen die biochemischen Ziele unter der Standardtherapie erreichen lassen, ist die langfristige Therapie mit einer Reihe möglicher Komplikationen behaftet. So findet sich eine erhöhte Rate von Nephrokalzinosen, Nierensteinen, ZNS-Kalzifikationen und Katarakte. Die Knochenqualität ist geringer als bei Gesunden und es treten gehäuft Hypo- und Hyperkalzämie-Krisen auf. Die Lebensqualität ist trotz suffizienter biochemischer Einstellung gegenüber einem gesunden Vergleichskollektiv signifikant beeinträchtigt [7,8].

Seit Kurzem steht neben der Standardtherapie auch die Möglichkeit einer Hormonersatztherapie mit rekombinantem Parathormon (PTH). In Studien konnte gezeigt werden, dass die o. g. Therapieziele unter der Therapie mit PTH mit deutlich geringeren Dosen und zum Teil auch ohne Gabe von Vitamin-D-Analoga und Kalzium erreicht werden konnten [9]. Diese neue Therapie ist mit der Hoffnung verbunden, die o. g. langfristigen Komplikationen zur reduzieren und die Lebensqualität der betroffenen Patienten zu verbessern. Der breite Einsatz wird derzeit aber noch durch die sehr hohen Therapiekosten sowie fehlenden Daten zur langfristigen Effektivität und Sicherheit begrenzt.

6.2 Hyperkalzämie

Die Hyperkalzämien werden je nach Höhe des korrigierten Kalziums in milde, moderate oder schwere Hyperkalzämien unterschieden. Bei schweren Hyperkalzämien mit entsprechender klinischer Symptomatik spricht man von einer hyperkalzämen Krise.
- milde Hyperkalzämie: bis 3,0 mmol/l (12 mg/dl)
- moderate Hyperkalzämie: bis 3,5 mmol/l (14 mg/dl)
- schwere Hyperkalzämie ab 3,5 mmol/l (14 mg/dl)

Kalzium-Werte > 3,5 mmol/l (14 mg/dl) sind immer akut behandlungsbedürftig!

6.2.1 Klinische Präsentation

Die klinischen Manifestationen der Hyperkalzämie können grob unterteilt werden in renale, gastrointestinale, muskuloskelettale, neurologisch/psychiatrische sowie kardiovaskuläre Symptome:
   Renal:
- Polyurie
- Polydipsie
- Exsikkose
- Nephrolithiasis
- Nephrokalzinose
- distale renale tubuläre Azidose
- nephrogener Diabetes insipidus
- akute und chronische Niereninsuffizienz

Gastrointestinal:
- Appetitlosigkeit
- Übelkeit
- Erbrechen
- Obstipation
- Pankreatitis
- Peptische Ulzera

Muskuloskeletal:
- Muskelschwäche
- Paresen
- Knochenschmerzen
- Osteopenie
- Osteoporose

Neurologisch/psychiatrisch:
- Angst
- Depression
- verminderte Konzentration
- Verwirrtheit
- Psychose
- Somnolenz
- Koma

Kardiovaskulär:
- QT-Zeit-Verkürzung
- Bradykardie
- arterielle Hypertonie

Patienten mit einer milden Hyperkalzämie können asymptomatisch sein oder von unspezifischen Symptomen wie Obstipation, Müdigkeit und Depression berichten. Auch moderate Hyperkalzämien können, sofern sie chronischer Natur sind, klinisch gut toleriert werden. Akut entstandene moderate Hyperkalzämien hingegen verursachen meist deutliche Symptome wie Polyurie, Polydipsie, Dehydratation, Appetitlosigkeit, Übelkeit, Muskelschwäche sowie verminderte Konzentrationsfähigkeit. Gravierende neuropsychiatrische Symptome wie Verwirrtheit, Somnolenz und Koma treten bei schweren Hyperkalzämien hinzu.

6.2.2 Pathophysiologie und Differentialdiagnose

Man kann zunächst zwischen Nebenschilddrüsen-bedingter und nicht-Nebenschild-drüsen-bedingter Hyperkalzämie unterscheiden.
- Nebenschilddrüsen-bedingt:
    a) primärer Hyperparathyreoidismus (sporadisch/hereditär)
    b) familiäre hypokalziurische Hyperkalzämie (FHH)
    c) tertiärer Hyperparathyreoidismus
- Nicht Nebenschilddrüsen-bedingt:
    a) Tumorhyperkalzämie
    b) granulomatöse Erkrankungen
    c) Vitamin-D-Intoxikation
    d) medikamentös
    e) andere Endokrinopathien, wie Akromegalie, Nebennierenrindeninsuffizienz
    f) Immobilisation
    g) AIDS
    h) Milch-Alkali-Syndrom

80–90 % aller Hyperkalzämien sind durch einen primären Hyperparathyreoidismus oder eine Tumorhyperkalzämie bedingt, während viele andere Ursachen entsprechend selten sind.

Ambulante Patienten mit Hyperkalzämie haben wahrscheinlicher einen primären Hyperparathyreoidismus als hospitalisierte, die eher an einer Tumorhyperkalzämie leiden. (Tab. 6.4).

Tab. 6.4: Hyperkalzämie – Ursachenverteilung [6].

Patienten	ambulant	stationär
primärer Hyperparathyreoidismus	50–60 %	ca. 27 %
Tumorhyperkalzämie	ca. 30 %	ca. 65 %

Auch die Höhe des Kalziumspiegels kann differentialdiagnostisch hilfreich sein. Ein primärer Hyperparathyreoidismus ist oft mit einer grenzwertigen oder milden Hyperkalzämie (oft Serum-Kalzium < 2,75 mmol/l bzw. 11 mg/dl) vergesellschaftet. Serum-Kalziumwerte über 3,25 mmol/l bzw. 13 mg/dl sind hingegen ungewöhnlich für einen primären Hyperparathyreoidismus und deuten eher auf eine andere Ätiologie der Hyperkalzämie hin [10].

Der nächste diagnostische Schritt nach der Bestätigung der Hyperkalzämie ist die Messung des Serum-Parathormons, um zwischen einer Nebenschilddrüsen-bedingten und einer nicht-Nebenschilddrüsen-bedingten Form zu unterscheiden. Ein deutlich über den Normbereich hinaus erhöhtes Parathormon (z. B. > 120 pg/ml) angesichts einer bestätigten Hyperkalzämie spricht für das Vorliegen eines primären oder tertiären Hyperparathyreoidismus.

10–20 % der Patienten mit einem primären Hyperparathyreoidismus haben aber eine Parathormon-Konzentration, welche sich im mittleren bis oberen Normbereich bewegt. Dies ist angesichts einer Hyperkalzämie als inadäquat zu werten, da physiologischerweise eine Kalziumerhöhung eine Parathormon-Suppression zur Folge hat. Erst Parathormonwerte unter 20 pg/ml weisen die Hyperkalzämie als nicht Nebenschilddrüsen-bedingt aus. Bei der Messung von Parathormon ist in besonderem Maße auf die präanalytischen Bedingungen zu achten, da es sich als Polypeptid um einen empfindlichen Parameter handelt.

Bei den Nebenschilddrüsen-bedingten Hyperkalzämien stellt der primäre Hyperparathyreoidismus die mit Abstand häufigste Form dar. Insbesondere bei milden Hyperkalzämien mit mäßig erhöhten Parathormonwerten ist jedoch die seltenere Diagnose einer familiären hypokalziurischen Hyperkalzämie (FHH) auszuschließen. Hierbei handelt es sich um eine autosomal-dominant vererbte Störung im Kalzium-*sensing* Rezeptor (CASR), welche in der Regel zu einer milden Hyperkalzämie mit jedoch nur sehr geringer renaler Kalziumausscheidung führt. Die FHH ist meist nicht behandlungsbedürftig, weshalb sie insbesondere vor einer geplanten Operation der Nebenschilddrüsen ausgeschlossen werden sollte. Hierzu empfiehlt sich die Bestimmung der Kalzium/Kreatinin Clearance-Ratio:

$$\text{Ca/Cr clearance ratio} = \frac{[\text{24-hour urine Ca} \times \text{serum Cr}]}{[\text{serum Ca} \times \text{24-hour urine Cr}]}$$

< 0,01: FHH sehr wahrscheinlich
> 0,02: FHH sehr unwahrscheinlich

Vor der Bestimmung dieser Ratio ist der Ausgleich eines eventuell gleichzeitig bestehenden Vitamin-D-Mangels wichtig, da sonst die Kalziumausscheidung zu niedrig gemessen werden würde. Auch führt eine bestehende Niereninsuffizienz zu Problemen bei der Interpretation der Ratio. Ansonsten ist eine Ratio < 0,01 sehr suggestiv für das Vorliegen einer FHH. Sollten Zweifel trotz ausführlicher Familienanamnese und Einholen von Kalziumwerten aus der Vergangenheit bestehen, kann die Diagnose auch genetisch gesichert oder ausgeschlossen werden.

Eine chronische Niereninsuffizienz führt über verschiedene Mechanismen zur Ausbildung eines sekundären Hyperparathyreoidismus. Während die Parathormonwerte hierbei stark ansteigen können, bleibt der Serumkalziumwert normal oder erniedrigt. Bei langbestehendem und schwerem sekundärem Hyperparathyreoidismus in Folge einer chronischen Niereninsuffizienz kann die PTH-Bildung zunehmend autonom werden, so dass schließlich die Serumkalziumwerte über den Normbereich steigen und somit ein tertiärer Hyperparathyreoidismus vorliegt.

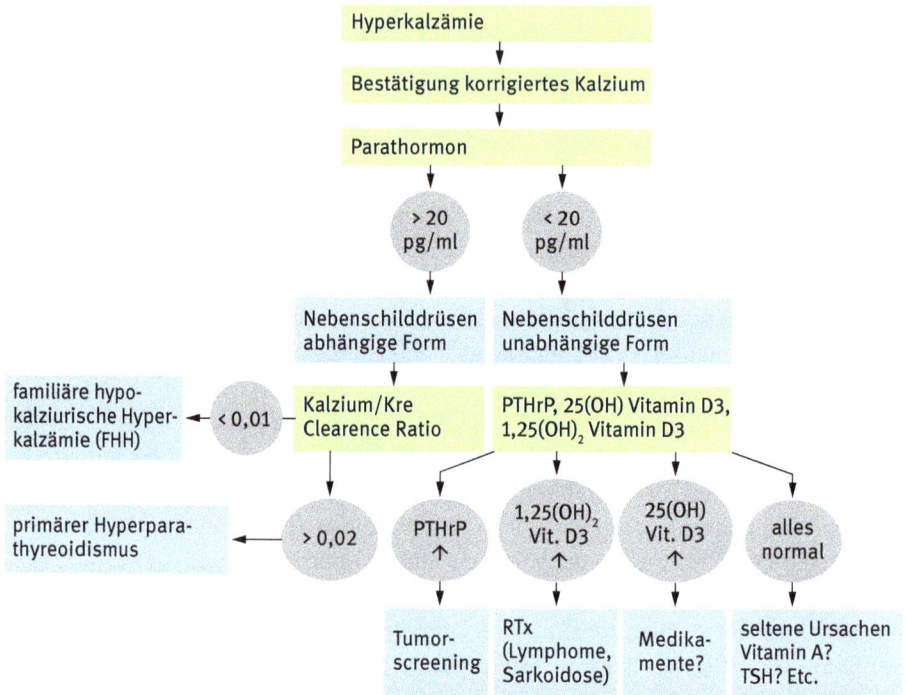

Abb. 6.4: Differentialdiagnostik der Hyperkalzämie [1].

Ein niedriger Wert (< 20 pg/ml) für das intakte Parathormon spricht für das Vorliegen einer nicht-Nebenschilddrüsen-bedingten Hyperkalzämie. In einem solchen Fall empfiehlt sich die Bestimmung von Parathormon-related Protein (PTHrP) sowie der Vitamin-D-Metaboliten. In der überwiegenden Mehrzahl der Fälle mit dieser Konstellation liegt eine Tumor-bedingte Hyperkalzämie vor (siehe dort). Auf die Charakteristika der wichtigsten seltenen Ursachen einer Hyperkalzämie wird später näher eingegangen. Die Differentialdiagnostik der Hyperkalzämie ist in Abb. 6.4 zusammenfassend dargestellt.

6.3 Primärer Hyperparathyreoidismus (PHPT)

Der primäre Hyperparathyreoidismus ist eine häufige Endokrinopathie, die auf einer pathologischen Mehrsekretion von Parathormon aus einem oder mehreren Epithelkörperchen beruht. Frauen sind drei bis vier Mal häufiger betroffen als Männer. Die Hälfte aller Patienten mit primärem Hyperparathyreoidismus sind postmenopausale Frauen, wobei die Erkrankung in jedem Alter auftreten kann. Die meisten Fälle treten sporadisch auf, und die Ursache ist häufig unbekannt. Die hereditären Fälle machen ca. 5–10 % aus, wobei einige zugrundeliegende Genmutationen identifiziert werden konnten. Klinisch manifestieren sich einige hereditäre Formen als multiple endokrine Neoplasien (MEN) (Tab. 6.5).

Tab. 6.5: Hereditäre Formen des primären Hyperparathyreoidismus [11].

Familiäres Syndrom	Klinische Manifestationen	Gen (Protein)	Vererbung
MEN 1	PHPT (95 %), Hypophysenvorderlappen-adenome (30 %), neuroendokrine Pankreastumore (40 %), andere	MEN 1 (MENIN)	autosomal dominant
MEN 2 A	Medulläres Schilddrüsenkarzinom (80 %), Phäochromozytome (50 %), PHPT (20 %)	RET (Proto-Onkogen c-Ret)	autosomal dominant
MEN 4	PHPT (~80 %), Hypophysenvorderlappen-adenome (~40 %), neuroendokrine Pankreastumore, andere	CDKN1B (p27)	autosomal dominant
FIHP	isolierter PHPT	– MEN 1 (MENIN) – CASR (CASR) – GCM2 (GCM Motiv-protein 2 = hGCMb)	autosomal dominant
PHPT-JT	PHPT (80 %), oft Nebenschilddrüsenkarzinom (> 15 %), Kiefertumore (> 30 %), andere	CDC73 = HRPT2 (Parafibromin)	autosomal dominant

FIHP familiärer isolierter Hyperparathyreoidismus, **PHPT-JT** Hyperparathyreoidismus-Kiefertumor-Syndrom

Der primäre Hyperparathyreoidismus ist in 80 % der Fälle mit einem singulären Adenom und in 5 % mit mehreren Adenomen der Nebenschilddrüse assoziiert. In 15 % liegt eine Hyperplasie aller Epithelkörperchen vor, was an die Möglichkeit einer hereditären Form denken lassen sollte, da diese sich praktisch immer als Mehrdrüsenerkrankungen manifestieren (Tab. 6.5). Nebenschilddrüsenkarzinome sind mit ca. 1 % selten.

Die Diagnose wird biochemisch (wie oben beschrieben) gestellt, wobei neben der Hyperkalzämie aufgrund der phosphaturischen Wirkung von PTH meist auch eine Hypophosphatämie festgestellt werden kann. Sehr milde Formen des PHPT können zeitweise oder auch ständig normokalzämisch sein.

Vor der routinemäßigen Bestimmung der Serum-Kalzium-Konzentrationen und der Möglichkeit, Parathormon im klinischen Alltag exakt zu messen, war der primäre Hyperparathyreoidismus bis Mitte der 70er Jahre ein selten diagnostiziertes und dann hoch symptomatisches Krankheitsbild. Die sprichwörtliche Trias „Stein-, Bein- und Magenpein" dominierte die Klinik mit:

- Nephrolithiasis (80 %), Nephrokalzinosen, Niereninsuffizienz
- Osteitis fibrosa cystica generalisata (25 %)
- Peptische Ulzera (20 %)

Heutzutage sind die meisten (> 80 %) Patienten mit PHPT in der westlichen Welt bei Diagnose „asymptomatisch" in Bezug auf die o. g. klassische Symptomatik. Trotzdem weisen viele dieser Patienten neuropsychiatrische oder neuromuskuläre Beschwerden auf:
- Müdigkeit
- leichte kognitive Schwächen
- Stimmungsschwankungen
- Reizbarkeit
- Ängste
- Depression
- schlechte Konzentrationsfähigkeit
- Gedächtnisstörungen
- Schlafstörungen
- Muskelschwäche

Eine langbestehende auch nur leichtgradige Hyperkalzämie kann zudem zu einem Verlust an Knochendichte im kortikalen Knochen (z. B. im distalen Drittel des Unterarmes) führen oder, insbesondere bei Hyperkalziurie, die Nierensteinbildung promovieren und die Nierenfunktion schädigen. Aus diesem Grund sollten bei allen auch asymptomatischen Patienten, bei denen die Diagnose gestellt wurde, eine entsprechende Diagnostik durchgeführt werden:
- Knochendichtemessung mittels Dual Energy X-Ray Absorptiometrie (DXA) unter Einbeziehung des distalen Drittels des Unterarmes
- Bestimmung der Kalziurie mittels 24 h Sammelurin
- Sonographie oder ggf. CT zum Ausschluss einer Nephrolithiasis oder einer Nephrokalzinose

6.3.1 Lokalisationsdiagnostik

Eine Nebenschilddrüsen-Bildgebung spielt für die Diagnosestellung des primären Hyperparathyreoidismus keine Rolle. Wohl aber sind bildgebende Verfahren hilfreich bei der Lokalisation der veränderten Epithelkörperchen, wenn eine Operation geplant ist.
- **Sonographie:** Bei der Sonographie der Halsweichteile können Nebenschilddrüsenadenome als meist rundliche bis ovale echoarme parathyreoidale Raumforderungen erkannt werden. Die Sensitivität ist stark Untersucher- und Geräte-abhängig. Die Sonographie bietet den Vorteil, dass gleichzeitig Schilddrüsenpatho-

logien vor einem operativen Eingriff an den Halsweichteilen identifiziert werden können.

- **Nebenschilddrüsenszintigraphie:** Die Nebenschilddrüsen-Szintigraphie wird meist mit dem Radioisotop Technetium (^{99m}Tc)-Sestamibi durchgeführt und kann mit einer Single-Photon-Emissions-Computertomographie (SPECT) kombiniert werden. In den meisten Zentren werden diese als Standardverfahren zur präoperativen Lokalisation verwendet.
- Aufgrund geringer Sensitivität und Spezifität spielt die klassische **Computertomographie (CT)** bei der Lokalisation von Nebenschilddrüsenadenomen keine große Rolle. Neuere Verfahren wie die 4D-Computertomographie zeigen aber deutliche bessere Ergebnisse und werden in einigen Zenten erfolgreich eingesetzt.
- Magnetresonanztomographie (MRT), Positronen-Emissions-Tomographie (PET) und selektive Venenkatheterisierung mit Bestimmung von PTH sind eher Reservemethoden, z. B. bei Versagen der o. g. Methoden und bei Rezidiven oder Persistenz nach erfolgter Operation.

Zusammenfassend sei nochmals darauf hingewiesen, dass eine Lokalisationsdiagnostik erst **nach** erfolgter biochemisch gestellter Diagnose und auch nur bei geplanter operativer Versorgung sinnvoll ist. Insbesondere auch durch die Kombination der oben aufgelisteten Methoden können heute viele Adenome präoperativ identifiziert werden. Dennoch wird bei ca. 30 % der Patienten eine Lokalisation nicht gelingen. Dies sollte aber nicht dazu führen, einen potenziell kurativen operativen Eingriff zu vermeiden. Naturgemäß gelingt der Lokalisationsnachweis bei Mehrdrüsenerkrankungen nicht oder nur deutlich schwerer.

6.3.2 Therapie

Der primäre Hyperparathyreoidismus kann in den meisten Fällen durch eine Operation geheilt werden, weshalb bei allen symptomatischen Patienten sowie jungen (< 50 Jahren) eine Operationsindikation gegeben ist [12]. Die Operation sollte möglichst an einem Zentrum mit Erfahrung in endokriner Chirurgie erfolgen.

Gelingt im Vorfeld die Lokalisationsdiagnostik, so ist der Eingriff, der bevorzugt minimalinvasiv erfolgt, in der Regel schnell und komplikationsarm durchführbar. Eine fehlende Lokalisation ist jedoch keineswegs eine Kontraindikation gegen die Operation. In diesem Fall erfolgt die Operation zunächst explorativ mit Darstellung aller 4 Nebenschilddrüsenkörperchen. Der erfahrende Operateur entscheidet aufgrund seiner Erfahrung nach Exploration und Palpitation, welches Epithelkörperchen er zunächst entfernt. Nach der Entfernung sollte intraoperativ die Parathormonkonzentration gemessen werden. Fällt diese gegenüber dem präoperativen Wert um 50 % oder mehr ab, so kann die Operation mit hohen Erfolgsausschichten beendet werden. In der Regel ist die Hyperkalzämie mit der Operation beseitigt. Bei langbestehendem schweren Hyperparathyreoidismus kann sich postoperativ eine Hypokalzämie (s. o.) ausbilden.

6.3.3 Konservative Therapie

Ernährung

Eine kalziumarme Ernährung hat sich in vielen Studien als nicht zuträglich bei der Therapie des PHPT erwiesen und wird deshalb heute nicht mehr empfohlen. Weiterhin wird aber empfohlen, auf eine ausreichende Trinkmenge zu achten.

Vitamin D

Früher galten Vitamin-D-Präparate beim PHPT als kontraindiziert, da vermutet wurde, dass sie die Hyperkalzämie verstärken könnten. Unter anderem aufgrund der beim PHPT verstärkten Hydroxylierung zu $1,25(OH)_2$-Vitamin D sind die Serumspiegel von 25(OH)-Vitamin D bei vielen Patienten erniedrigt. Es ist strittig, ob 25(OH)-Vitamin D eigene biologische Wirkungen aufweist, welche unabhängig vom aktivierten Vitamin D sind. In neueren Untersuchungen konnte gezeigt werden, dass unter moderaten Dosen von Vitamin D (600–1000 I. E./d) die Parathormonspiegel sinken können und die Knochendichte steigt, ohne dass es zu einer signifikanten Steigerung von Serum- und Urinkalzium kommt. Insofern wird heute zumindest bei erniedrigten Vitamin D-Spiegeln zu einer moderaten Vitamin D-Supplementation geraten mit dem Ziel, die 25(OH)-Vitamin-D-Spiegel in einen Bereich von 21–30 ng/ml anzuheben [12].

Thiaziddiuretika

Thiaziddiuretika wie beispielsweise Hydrochlorothiazid führen zu einer verminderten tubulären Kalziumausscheidung. Insofern können Sie eine Hyperkalzämie verursachen und galten deshalb als kritisch für Patienten mit PHPT. Einige neuere Studien [13] zeigten jedoch, dass unter Thiaziden zwar die Kalziurie zurückging, die Serumkalziumspiegel bei Patienten mit PHPT jedoch nicht signifikant anstiegen. Da unter einer verminderten Kalziurie auch mit einem Rückgang der Bildung von Nierensteinen und Nephrokalzinosen zu rechnen wäre, könnte bei Patienten mit mild erhöhten Serumkalziumwerten und renalen Problemen unter engmaschiger Kontrolle des Serumkalziums ggf. ein Thiaziddiuretikum hilfreich sein. Für eine generelle Entwarnung oder gar Empfehlung bei Patienten mit PHPT reicht die Studienlage derzeit aber noch nicht aus.

Bisphosphonate

Bisphosphonate reduzieren über eine Hemmung der Osteoklastenaktivität den Kalziumefflux aus dem Knochen. Beim PHPT führt dies aber über längere Zeiträume nicht zu einer signifikanten Senkung der Serumkalziumspiegel. Bisphosphonate sollten deshalb bei Patienten mit PHPT nur dann eingesetzt werden, wenn eine behandlungsbedürftige Osteoporose diagnostiziert wurde. Für einige Präparate wurde eine Zunahme der *bone mineral density* (BMD) bei Patienten mit PHPT nachgewiesen; Daten zur Reduktion von Frakturen liegen für dieses Kollektiv aber nicht vor. Ähnliches gilt auch für Raloxifen und eine Östrogentherapie bei postmenopausalen Frauen.

Denusomab

Über den Einsatz von Denusomab bei PHPT liegen keine publizierten Studien vor.

Cinacalcet

Cinacalcet bindet an den Kalzium-*sensing* Rezeptor der Nebenschilddrüse und erhöht dessen Sensitivität gegenüber dem Serumkalziumspiegel. Dies führt zu einer signifikanten und anhaltenden Reduktion von Parathormon- und Serumkalziumspiegeln. Initial nur für den sekundären Hypoparathyreoidismus bei dialysepflichtigen Patienten und zur Behandlung des Nebenschilddrüsenkarzinoms zugelassen, wurde die Indikation zwischenzeitlich auch auf solche Patienten ausgeweitet, bei denen aufgrund eines PHPT eine Operationsindikation bestünde, die aber nicht operiert werden können. Da Cinacalcet nicht zu einer Reduktion der Hyperkalziurie und somit vermutlich auch nicht zu einem reduzierten Auftreten von Nierensteinen und Nephrokalzinose führt und auch die BMD und Frakturrate nicht positiv beeinflusst wird, ist dieser konservative Therapieansatz dem operativen unterlegen.

6.3.4 Follow-Up Untersuchungen

Bei Patienten mit mildem PHPT, die noch nicht die Kriterien für eine Operation erfüllen, sollte jährlich der Serumkalziumwert und die Kreatininclearance bestimmt werden. Alle 1–2 Jahre sollte die Knochendichte mittels DXA (LWS, Hüfte und Radius) gemessen sowie bei Verdacht auf Nephrolithiasis oder Nephrokalzinose eine Sonographie und ggf. CT-Untersuchung durchgeführt werden. Bei Patienten, bei denen prinzipiell eine Operationsindikation besteht, die aber nicht operiert werden können oder wollen, sollten diese Untersuchungen ggf. in höherer Frequenz durchgeführt werden [14].

6.4 Nebenschilddrüsenkarzinom

Das Nebenschilddrüsenkarzinom ist eine sehr seltene Erkrankung und stellt in gewissem Maße die Extremvariante eines primären Hyperparathyreoidismus dar. Nur bei etwa 1 % aller Patienten, bei denen ein Hyperparathyreoidismus diagnostiziert wurde, ließ sich dieser auf ein Nebenschilddrüsenkarzinom zurückführen. In Abgrenzung zum Nebenschilddrüsenadenom sind die Patienten oft jünger und die Anamnese kurz. Meist liegt eine sehr deutliche und rasch progrediente Hyperkalzämie sowie auch eine tastbare zervikale Raumforderung vor. Die einzige Heilungschance ist die frühzeitige und radikale Operation. Die Diagnose kann histopathologisch insbesondere durch Nachweis lokaler Invasivität oder Nachweis von Lymphknoten- oder Fernmetastasen gestellt werden. Sowohl Bestrahlung als auch diverse Chemotherapieprotokolle konnten bislang keine Effektivität nachweisen. Palliative Bemühungen zielen auf die Kontrolle der oft schweren Hyperkalzämie mit Cinacalcet, forcierter Diurese, Bisphosphonaten oder Denosumab.

6.5 Tumorhyperkalzämie

Eine Tumor-assoziierte Hyperkalzämie (im Englischen als *malignancy associated hypercalcemia* (MAH) oder *cancer induced hypercalcemia* (CIH) bezeichnet) stellt mit einer Inzidenz von 15 Fällen pro 100.000 Einwohner pro Jahr das häufigste paraneoplastische Syndrom dar [15].

6.5.1 Erhöhung von PTHrP

Erste Beschreibungen einer Tumorerkrankung assoziierten Hyperkalzämie reichen bis in die 1920er Jahr zurück. Zunächst war vermutet worden, dass das vermehrte Kalzium direkt aus osteolytischen Metastasen stamme. Dem widersprach allerdings die Beobachtung, dass eine Hyperkalzämie häufig auch ohne fassbare Knochenmetastasen auftrat und die regelhaft zu beobachtende Hypophosphatämie hiermit auch nicht erklärt wurde. Da die Erkrankung an den PHPT erinnerte, wurde zunächst eine ektope PTH-Bildung angenommen. Erst als die direkte PTH-Messung verfügbar wurde, zeigten sich bei den Tumor-assoziierten Hyperkalzämien meist supprimierte PTH-Spiegel. Auf der Suche nach einem Protein mit PHPT ähnlicher Wirkung wurde schließlich das Parathormon-related Protein (PTHrP) identifiziert.

PTHrP weist insbesondere am NH2-terminalen Ende eine Homologie zu PTH auf und kann deshalb wie dieses am Parathormonrezeptor binden und diesen aktivieren. Im Gegensatz zu PTH wird es in sehr vielen Geweben exprimiert und spielt u. a. beim plazentaren Kalziumhaushalt, bei der Regulation der Chondrozytenproliferation und der Formation von Brustdrüsengewebe eine Rolle [16]. Eine Vielzahl physiologsicher

Funktionen, die insbesondere bei der Fetalentwicklung von Bedeutung zu sein scheinen, werden aktuell nur unvollständig verstanden. PTHrP wirkt überwiegend auto- oder parakrin, weshalb beim Gesunden kaum nachweisbare Plasmaspiegel zu messen sind.

Bei einer Reihe von soliden Tumoren (z. B. Mammakarzinom, Plattenepithelkarzinom, insbesondere Plattenepithelkarzinom der Lunge, Nierenzellkarzinom, Blasenkarzinom, Ovarialkarzinom, etc.) kann es zu einer vermutlich ektopen Überproduktion von PTHrP im Sinne eines paraneoplastischen Syndroms kommen. Durch Bindung von PTHrP an den Parathormonrezeptor wird bei diesen Patienten dann eine Hyperkalzämie und Hypophosphatämie vermittelt. Meist tritt die Tumor-assoziierte Hyperkalzämie in fortgeschritteneren Stadien der Tumorerkrankung auf und ist in der Regel mit einer ungünstigen Prognose vergesellschaftet.

Eine Endokrinopathie, die eine Hyperkalzämie PTHrP-vermittelt verursachen kann, ist das Phäochromozytom. Die ohnehin indizierte α-Blockade scheint die PTHrP-Produktion und damit die Hyperkalzämie zu reduzieren. In Abgrenzung zum PHPT sind die Parathormonspiegel meist unterhalb der Nachweisgrenze, während das PTHrP erhöht gemessen wird. Häufig ist die Hyperkalzämie ausgeprägt und kann sich auch als hyperkalzäme Krise manifestieren. Mit erfolgreicher Behandlung des Tumorleidens reduziert sich auch die Hyperkalzämie. Oft ist jedoch eine symptomatische Behandlung notwendig. Auch im palliativen Setting kann eine Kalzium-senkende Therapie die Lebensspanne und -qualität der Erkrankten bessern [17].

6.5.2 Andere Formen Tumor assoziierter Hyperkalzämie

Obgleich die PTHrP bedingte Form der Hyperkalzämie die mit Abstand häufigste Form der Tumor assoziierten Hyperkalzämie darstellt, sind auch andere Mechanismen beschrieben.

In seltenen Fällen können Tumore eine ektope Überproduktion von Parathormon selbst zeigen. Ebenfalls wurden erhöhte Spiegel von 1,25 (OH)$_2$ Vitamin D beschrieben, am ehesten in Folge einer paraneoplastischen Bildung von 1α-Hydroxylase.

Eine Sonderform stellt die Hyperkalzämie beim Multiplen Myelom und bei einigen Lymphomen dar. Diese Tumore bilden in hohem Maße osteolytisch wirkende Faktoren, wie Makrophagen-Inflammations-Protein (MIP)-1a, IL-1, IL-6, TNF-β und Hepatozyten Wachstumsfaktor (HGF). Eine verstärkte Knochenresorption ist die Folge. Auf der anderen Seite kommt es zu einer Hemmung der Osteoblastenbildung und -aktivität durch Hemmung des Wnt-Signalweges. So kommt es zu einem erheblichen Verlust an Knochenmasse und einem Kalziumefflux aus dem Knochenspeicher. Bei noch intakter Nierenfunktion kann dieser vermehrte Kalziumefflux durch eine gesteigerte Kalziurese ausgeglichen werden. Erst wenn die Nierenfunktion z. B. im Rahmen einer Bence-Jones-Nephropathie zunehmend geschädigt wird, resultiert die bei ca. 30 % der Patienten mit multiplem Myelom zu beobachtende Hyperkalzämie.

6.6 Andere nicht Nebenschilddrüsen-bedingte Hyperkalzämien

6.6.1 Mit erhöhter 1,25(OH)$_2$-Vitamin-D3-Konzentration

Sowohl infektiöse als auch nicht-infektiöse granulomatöse Erkrankungen können über eine vermehrte 1,25(OH)$_2$-Vitamin-D-Bildung zu einer Hyperkalzämie führen. Zu den nicht-infektiösen granulomatösen Erkrankungen gehören zum Beispiel die Sarkoidose sowie die Wegenersche Granulomatose. Infektiöse granulomatöse Erkrankungen sind zum Beispiel die Tuberkulose, eine Candidiasis, die Lepra, die Histoplasmose oder die Katzenkratzkrankheit. Bei der Sarkoidose wurde eine Hyperkalzämie zuerst beschrieben und entsprechend untersucht. Bis zu 50 % aller Sarkoidose-Patienten entwickeln im Laufe ihrer Erkrankung eine Hyperkalziurie und 10 % eine Hyperkalzämie.

Ursächlich für die inadäquat erhöhten 1,25(OH)$_2$-Vitamin-D3-Spiegel scheint die Aktivität einer extrarenalen 1α-Hydroxylase zu sein, die in den Makrophagen der Granulome gebildet wird. Dieser Mechanismus ist auch für maligne lymphoproliferative Erkrankungen (einige Fälle von Hodgkin- und Non-Hodgkin-Lymphomen) beschrieben.

Die Therapie dieser speziellen Form der Hyperkalzämie zielt darauf ab, die Aufnahme von Kalzium und Vitamin D zu vermindern, Sonnenlichtexposition zu vermeiden sowie die zugrundeliegende Erkrankung zu therapieren. Zur spezifischen Minderung der 1,25(OH)$_2$-Vitamin-D3-Bildung können Glukokortikoide, wenn nicht schon ohnehin zur Therapie der Grunderkrankung indiziert, Chloroquin oder Ketoconazol eingesetzt werden.

Natürlich kann auch die exzessive Einnahme von 1,25(OH)$_2$-Vitamin-D3, welches unter anderen beim Hypoparathyreoidismus oder beim sekundären Hyperparathyreoidismus bei Niereninsuffizienz verschrieben wird, zu erhöhten Blutkonzentrationen und entsprechender Hyperkalzämie führen.

Ist aber weder eine exzessive Einnahme zu eruieren noch eine granulomatöse oder lymphoproliferative Erkrankung bereits bekannt, so ist eine bildgebende Diagnostik zur Entdeckung von (pulmonalen) Granulomen notwendig.

Sehr selten kann eine Akromegalie durch eine am ehesten 1,25(OH)$_2$-Vitamin-D-vermittelte Hyperkalzämie auffallen. Bei Therapie der Grunderkrankung sistiert die Hyperkalzämie.

6.6.2 Mit erhöhten 25(OH)-Vitamin-D3-Spiegel

Eine übermäßige Einnahme von auch frei verkäuflichen 25(OH)-Vitamin-D3-Präparaten kann im Blut als erhöhter 25(OH)-Vitamin-D3-Spiegel gemessen werden und eine Hyperkalziurie und Hyperkalzämie verursachen. Die Medikamentenanamnese kann mitunter schwierig sein, da viele Patienten diese Präparate in der Drogerie als Nahrungsergänzungsmittel kaufen und nicht als Medikamente begreifen. Die Therapie dieser Hyperkalzämie besteht im Absetzen des mitunter Wochen und Monaten im Fettgewebe gespeicherten Vitamins, – falls notwendig – einer ausreichenden Wässerung, einer forcierten Diurese, der Gabe von Glukokortikoiden oder anti-resorptiven Medikamenten (Bisphosphonate oder Denusomab).

6.6.3 Mit normalen PTHrP und normalen Vitamin D-Metaboliten

Liegen sowohl PTHrP als auch die Vitamin-D-Metabolite angesichts einer Hyperkalzämie mit niedrigem PTH (< 20 pg/ml) innerhalb der Referenzbereiche, müssen auch seltene Ursachen bedacht werden.

Hierzu zählen:
– Medikamente (ohne Vitamin D)
  – Thiazid-Diuretika
  – Lithium
  – Teriparatid
  – Vitamin A
  – Theophyllin
  – Aluminium
– Endokrinopathien (ohne HPT)
  – Hyperthyreose
  – Nebennierenrindeninsuffizienz
  – VIPome
– Immobilisation
– AIDS
– Milch-Alkali-Syndrom

6.6.4 Medikamentös induzierte Hyperkalzämie

Thiazid-Diuretika

Thiazide reduzieren die renale Kalzium-Clearance. Eine anhaltende Hyperkalzämie bei Patienten mit sonst normaler Kalzium-Homöostase sollte allerdings nicht auftreten. Thiazide könnten allerdings milde Hyperkalzämien im Rahmen eines (noch nicht diagnostizierten) PHPT demaskieren.

Lithium

Eine Lithiumtherapie kann in ca. 5 % der Fälle zu einer Hyperkalzämie führen. Lithium reduziert ebenfalls die renale Kalzium-Clearance, scheint aber auch den Kalzium-*sensing*-Rezeptor hin zu einem Hyperparathyreoidismus zu alterieren. Nach Absetzen der Therapie ist die Hyperkalzämie in der Regel reversibel.

Teriparatid

Teriparatid ist ein rekombinantes humanes PTH-Fragment (1–34), das zur Therapie der Osteoporose eingesetzt wird, am Knochen PTH-artige Wirkungen entfaltet und eine Hyperkalzämie im Sinne einer Nebenwirkung verursachen kann.

Vitamin A (Intoxikation)

Vitamin A oder -Analoga, die zur Therapie von Hauterkrankungen oder Neoplasien eingesetzt werden, können mit einer Hyperkalzämie assoziiert sein. Der Mechanismus scheint eine vermehrte Knochenresorption zu sein. Die Therapie besteht im Absetzen von Vitamin A, einer ausreichenden Wässerung sowie der Gabe antiresorptiver Medikamente.

Theophyllin (Intoxikation)

Theophyllin, welches zur Therapie von Asthma bronchiale und chronisch obstruktiven Lungenerkrankungen eingesetzt wird, hat eine geringe therapeutische Breite und wird mit Hyperkalzämien im Rahmen einer Intoxikation in Zusammenhang gebracht. Die Beendigung der Theophyllingabe und die Therapie mit β-Blockern führt auch zum Verschwinden der Hyperkalzämie.

Aluminium (Intoxikation)

Aluminium-Intoxikationen können bei Einnahme hoher Dosen von Aluminium-haltigen Phosphatbindern bei Hyperphosphatämien, wie sie früher oft im Rahmen einer chronischen Niereninsuffizienz eingesetzt wurden, sowie durch verunreinigtes Wasser entstehen. Aluminium kann am ehesten über einen pathologischen Knochenstoffwechsel zu einer Hyperkalzämie führen. Der Chelatbildner Deferoxamin ist bei chronisch Niereninsuffizienten zur Beseitigung von Aluminium und damit zur Senkung des Kalziumspiegels effektiv.

6.6.5 Durch Endokrinopathien verursachte Hyperkalzämien (ohne PHPT)

Hyperthyreose

Bei einer thyreotoxischen Krise tritt in bis zu 50 % der Fälle, bei einer manifesten Hyperthyreose in 15–20 % eine Hyperkalzämie auf. Ursächlich ist eine direkte Wirkung von T3 am Knochen. Die Therapie der Hyperthyreose beseitigt auch die Hyperkalzämie.

Nebennierenrindeninsuffizienz

Sowohl die primäre als auch die sekundäre Nebennierenrindeninsuffizienz können mit einer Hyperkalzämie assoziiert sein, wobei Parathormon und $1,25(OH)_2$-Vitamin D3 supprimiert sind. Diese Hyperkalzämie ist durch adäquate Wässerung und die Therapie mit Glukokortikoiden reversibel.

VIPome

Eine Hyperkalzämie wird oft in Zusammenhang mit neuroendokrinen Tumoren beschrieben, die vasoaktives intestinales Polypeptid (VIP) produzieren. Ob diese Hyperkalzämie direkt durch VIP oder PTHrP hervorgerufen wird, ist unklar.

Immobilisation

Immobilisierte Patienten entwickeln durch verminderte mechanische Belastung des Knochens eine Demineralisierung des Knochens, die zu Osteopenie, Osteoporose und Hyperkalzämie führt.

AIDS

Eine Hyperkalzämie kann durch eine direkte Wirkung des HI-Virus auf den Knochen auftreten. Auch können antivirale Medikamente wie Foscarnet eine Hyperkalzämie verursachen.

Milch-Alkali-Syndrom

Das Milch-Alkali-Syndrom trat in der Vergangenheit auf, als große Mengen Milch und Bikarbonat zur Therapie von peptischen Ulzera eingesetzt wurden. Heutzutage kann es durch den Verzehr großer Mengen von Milch und Milchprodukten zusammen mit Kalziumkarbonat entstehen. Klassischerweise wird hier die Hyperkalzämie von einer metabolischen Alkalose begleitet.

6.7 Therapie der schweren akuten Hyperkalzämie und der hyperkalzämischen Krise

1. **(Re-)Hydration:** Aufgrund der Polyurie, ggf. auch Erbrechen besteht ein Flüssigkeitsdefizit, welches ausgeglichen werden sollte. Durch ausreichende Hydration wird auch die glomeruläre Filtrationsrate verbessert und somit die Kalziumausscheidung mit dem Urin gefördert. In der Regel werden 3–4 Liter kristalline Lösungen in den ersten 24–48 Stunden benötigt mit dem Ziel, die stündliche Urinproduktion auf 100–150 ml anzuheben.

2. **Reduktion der Knochenresorption:** Durch die Gabe intravenös applizierter Bisphosphonate wird über die Hemmung der Osteoklasten die gesteigerte Knochenresorption gehemmt und somit eine akute und schwere Hyperkalzämie gebessert. Meist werden Zoledronsäure (4 mg in 5 ml über 15 Minuten) oder Pamidronsäure (90 mg in 500 ml über 4 Stunden) verwendet. Die Wirkung setzt innerhalb weniger Tage ein und hält bis zu 8 Wochen an. Bei eingeschränkter Nierenfunktion muss ggf. die Dosis reduziert werden, unter einer GFR von 30 ml/min besteht eine Kontraindikation.

   Denosumab (60 mg s. c. initial, weitere Dosen in Abhängigkeit vom Verlauf) kann auch bei schwerer Niereninsuffizienz eingesetzt werden und hat sich in Studien als effektiv erwiesen. Es ist aber für die Behandlung der Hyperkalzämie nicht zugelassen.

   Calcitonin (4–8 I. E./kgKG i. m. oder s. c.) führt über eine Hemmung der Osteoklasten sowie eine vermehrte renale Kalziumausscheidung zu einer Reduktion der Hyperkalzämie. Die Wirkung ist im Vergleich zu Bisphosphonaten weniger stark ausgeprägt und unterliegt einem raschen Wirksamkeitsverlust, setzt aber schneller ein (nach 2–6 Stunden) und kann somit überbrückend in der Frühphase sinnvoll sein.

3. **Verstärkte renale Kalziumausscheidung:** Die Gabe von Schleifendiuretika (z. B. Furosemid 10 bis 20 mg i. v.) verstärkt die Kalziurese und sollte insbesondere bei durch PTH oder PTHrP induzierten Hyperkalzämien erwogen werden.

4. **Glukokortikoide:** Die Gabe von 100–300 mg Hydrocortison über 24 Stunden für 3–5 Tage (oder 25–75 mg Prednisolon/d) wird bei schweren Hyperkalzämien in Folge eines multiplen Myeloms oder Lymphoms sowie einer granulomatösen Erkrankung oder einer Vitamin D-Intoxikation empfohlen. Bei anderen Formen der Hyperkalzämie ist sie wahrscheinlich wirkungslos.

5. **Dialyse:** Bei lebensbedrohlichen und therapierefraktären schweren Hyperkalzämien sowie bei schwerer Niereninsuffizienz kann durch eine Hämodialyse rasch eine Senkung der Kalziumspiegel erreicht werden.

6. **Calcimimetika:** Cinacalcet wird bei schweren Hyperkalzämien bei Nebenschilddrüsenkarzinomen empfohlen. Die Startdosis sollte 2×30 mg/d betragen. Diese kann, je nach Wirkung, bis auf 4×90 mg/d gesteigert werden.

Literatur

[1] Schumann C, Lorenz K, Faust M. Hyperkalzämie. Onkologe. 2018;24:151–162.

[2] Chen RA, Goodman WG. Role of the calcium-sensing receptor in parathyroid gland physiology. American Journal of Physiology. Renal Physiology. 2004;286:1005–1011.

[3] Oberleithner H, Greger R, Lang F. The effect of respiratory and metabolic acid-base changes on ionized calcium concentration: in vivo and in vitro experiments in man and rat. Eur J Clin Invest. 1982;12:451–455.

[4] Clarke BL, et al. Epidemiology and Diagnosis of Hypoparathyroidism. J Clin Endocrinol Metab. 2016;101:2284–2299.

[5] Villarroya-Marquina I, et al. Time to parathyroid function recovery in patients with protracted hypoparathyroidism after total thyroidectomy. Eur J Endocrinol. 2018;178:105–113.

[6] Bollerslev J, et al. European Society of Endocrinology Clinical Guideline: Treatment of chronic hypoparathyroidism in adults. Eur J Endocrinol. 2015;173:G1-20.

[7] Büttner M, Musholt TJ, Singer S. Quality of life in patients with hypoparathyroidism receiving standard treatment: a systematic review. Endocrine. 2017;58:14–20.

[8] Mitchell DM, et al. Long-term follow-up of patients with hypoparathyroidism. J Clin Endocrinol & Metab. 2012;97:4507–4514.

[9] Mannstadt M, et al. Efficacy and safety of recombinant human parathyroid hormone (1–84) in hypoparathyroidism (REPLACE): a double-blind, placebo-controlled, randomised, phase 3 study. Lancet Diabetes Endocrinol. 2013;1:275–283.

[10] Lafferty FW. Differential diagnosis of hypercalcemia. J Bone Mineral Res. 1991;6(2):51–61.

[11] Walker MD, Silverberg SJ. Primary hyperparathyroidism. Nature Rev Endocrinol. 2018;14:115–125.

[12] Marcocci C, et al. Medical management of primary hyperparathyroidism: proceedings of the fourth International Workshop on the Management of Asymptomatic Primary Hyperparathyroidism. J Clin Endocrinol Metab. 2014;99:3607–3618.

[13] Tsvetov G, et al. Thiazide Treatment in Primary Hyperparathyroidism-A New Indication for an Old Medication? J Clin Endocrinol Metab. 2017;102:1270–1276.

[14] Bilezikian JP, et al. Seminar Hyperparathyroidism. The Lancet. 2017;391:1–11.

[15] Lumachi F, et al. Cancer-induced Hypercalcemia. Anticancer. 2009;29:1551–1555.

[16] Wysolmerski J. Parathyroid hormone-related protein: an update. J Clin Endocrinol Metabol. 2012;97:2947–2956.

[17] Mallik S, et al. Malignancy associated hypercalcaemia-responsiveness to IV bisphosphonates and prognosis in a palliative population. Support Care Cancer. 2016;24:1771–1777.

7 Addison-Krise

Katharina Schilbach

7.1 Definition und Epidemiologie

Die Addison-Krise (Nebennierenkrise) ist ein lebensbedrohlicher Notfall, ausgelöst durch einen akut auftretenden absoluten oder relativen Mangel an Nebennierenrindenhormonen. Bei der Addison Krise im Rahmen einer primären Nebennierenrindeninsuffizienz (NNRI) liegt ein Mangel an Glukokortikoiden sowie Mineralokortikoiden vor. Bei sekundärer NNRI besteht ein isolierter Mangel an Glukokortikoiden. Ein assoziierter Adrenalinmangel kann zur Aggravation der Symptomatik der Nebennierenkrise beitragen.

Die Inzidenz von Addison-Krisen ist je nach Patientenkollektiv unterschiedlich und liegt bei 3,6–17/100 Patientenjahren (Tab. 7.1). Es ist davon auszugehen, dass Addison-Krisen zu der erhöhten Mortalität von Patienten mit chronischen Nebennierenrindeninsuffizienzen beitragen, wobei die Mortalität der Addison-Krise selber bei bis zu 2 % liegt [1,2]. Bei Patienten mit primärer NNRI, treten akute Nebennierenkrisen häufiger auf als bei sekundärer oder tertiärer NNRI und in den meisten Fällen treten Nebennierenkrisen Infekt-assoziiert auf [1]. Bei primärer NNRI ist das Risiko für Addison-Krisen zusätzlich höher, wenn weitere nicht endokrine Begleiterkrankungen vorliegen. Bei sekundärer NNRI haben Frauen und Patienten mit begleitendem Diabetes insipidus ein höheres Risiko für das Auftreten einer Addison Krise [3].

Tab. 7.1: Inzidenz der Addison-Krise in verschieden Patientenkollektiven.

Patientenkollektiv	Anzahl	Inzidenz der Addison-Krise (x/100 Patientenjahre)	Jahr	Referenz
Morbus Addison	1364	14–17	2014	[2]
primäre und sekundäre NNRI	444	6,3	2010	[3]
primäre und sekundäre NNRI	423	8,3	2015	[22]
Z. n. bilateraler Adrenalektomie bei Cushing-Syndrom	203	9,3	2013	[23]
AGS (klassischer 21-Hydroxylasemangel)	189	4,9–5,8	2012	[4]
primäre NNRI	111	5,2	2016	[24]
sekundäre NNRI	319	3,8		
tertiäre NNRI	28	15,1		
primäre und sekundäre NNRI	56	4,4	2018	[25]

NNRI: Nebennierenrindeninsuffizienz; Z. n.: Zustand nach; AGS: adrenogenitales Syndrom.

https://doi.org/10.1515/9783110591811-007

Das Vorliegen weiterer hypophysärer Insuffizienzen, der Body-Mass-Index (BMI) sowie der Bildungsstatus haben keinen Einfluss auf die Häufigkeit des Auftretens von Nebennierenkrisen. Bei im Erwachsenenalter diagnostizierten NNRIs ist die Häufigkeit von Nebennierenkrisen unabhängig vom Diagnosealter. Beim klassischen adrenogenitalen Syndrom (AGS) treten Addison-Krisen meist im Kindesalter auf [3,4].

7.2 Ätiologie, Pathophysiologie und Pathogenese

Addison-Krisen können bei primärer (adrenaler), sekundärer (hypophysärer) oder tertiärer (hypothalamischer) NNRI auftreten, wobei die Inzidenz bei primärer NNRI am höchsten ist. Ausgelöst werden die Krisen hauptsächlich durch Infektionen (meist gastrointestinal und pulmonal), Fieber und emotionalen Stress sowie durch Operationen, starke Schmerzen, psychische Alterationen, Hitze, Dehydratation sowie Schwangerschaft (Tab. 7.2) [3]. In einigen Fällen lässt sich keine Ursache für das Auftreten einer Addison-Krise finden.

Addison-Krisen treten entweder als Erstmanifestation einer bis dahin unbekannten chronischen oder akuten NNRI auf oder aber im Verlauf einer bekannten NNRI bei nicht ausreichender Hormonsubstitution. Bei Patienten, die bereits eine Addison-Krise hatten, besteht ein höheres Risiko für weitere Krisen.

Tab. 7.2: Auslöser einer Nebenniereninsuffizienz.

Auslöser	Beispiele
Krankheit	– Infektionen (hauptsächlich gastrointestinal), ca. 20 % – Fieber, ca. 20 % – Schmerzen – Operationen
physischer Stress	– Starke körperliche Betätigung – Hitze – Schwangerschaft
psychischer Stress	– Emotionaler Stress, ca. 20 %
Sonstiges	– Substitutionstherapie nicht eingenommen
unklare Ursache	– 7 %

7.2.1 Ätiologien primärer, sekundärer und tertiärer akuter und chronischer Nebennierenrindeninsuffizienzen

Primäre Nebennierenrindeninsuffizienz

Die häufigste Ursache einer primären Nebennierenrindeninsuffizienz (80–90 %) ist eine Autoimmunadrenalitis (Morbus Addison). Diese kann isoliert oder im Rahmen von Polyendokrinopathien (APECED [Autoimmunes-Polyendokrinopathie-Kandidiasis-Ektodermales-Dystrophie-Syndrom] und APS-2 [autoimmun polyglanduläres Syndrom Typ 2]) auftreten. Ca. 10–15 % der primären NNRI sind durch Infektionen bedingt, wobei es sich hier meist um bakterielle und virale Infektionen handelt. Pilzinfektionen der Nebenniere kommen fast ausschließlich bei immunsupprimierten Patienten vor. Bei den angeborenen Störungen der Steroidbiosynthese handelt es sich um seltene Störungen, die zum Beispiel das AGS sowie Adrenoleukodystrophien und Adrenomyeloneuropathien oder den sehr seltenen StAR (*steroidogenic acute regulatory*) Proteindefekt umfassen. Auch durch infiltrierende Metastasen (z. B. bei Bronchial- und Mammakarzinomen sowie Melanomen) kann die Nebennierenfunktion beeinträchtigt sein. Bei Patienten mit Cushing-Syndrom kann es in Folge der chirurgischen oder pharmakologischen Therapie des Hyperkortisolismus zu einem relativen oder absoluten Kortisolmangel kommen. Dies spielt insbesondere nach uni- oder bilateraler Adrenalektomie, aber auch bei Therapie mit Steroidbiosynthesehemmern (Ketokonazol, Metyrapone (Metopiron®), Etomidate (Hypnomidate®/Etomidat-Lipuro®) und Osilodrostat) eine Rolle. Eine Sonderstellung nimmt das bei der Behandlung des Nebennierenkarzinoms eingesetzte und adrenolytisch wirkende Medikament Mitotane (Lysodren®) ein, da die Wirkung hier nicht reversibel ist.

Bei Patienten mit kongenitaler adrenaler Hyperplasie muss auch darauf geachtet werden, dass Medikamente, die den Steroidabbau fördern (z. B. Phenytoin und Rifampicin), zu einer akuten Nebennierenrindeninsuffizienz führen können.

Eine Addison-Krise nach akuter Zerstörung der Nebennieren kann durch Durchblutungsstörungen (Thrombosen, Embolien) und/oder Hämorrhagien bedingt sein. Bei Erwachsenen ist diese meist durch Antikoagulation oder Gerinnungsstörungen, zum Beispiel beim Antiphospholipid-Syndrom, bedingt [5]. Bei Kindern treten hämorrhagische Nebennierenschädigungen am ehesten bei Bakteriämie, vorrangig durch Pseudomonaden und Meningokokken (Waterhouse-Friedrichsen-Syndrom) auf. Im Rahmen von Geburtstraumata treten gelegentlich Nebennierenschädigungen bei Neugeborenen auf. In der Schwangerschaft kann sich eine mütterliche NNRI infolge adrenaler Venenthrombose manifestieren.

Die primäre Nebenniereninsuffizienz tritt meist zwischen dem 30.–50. Lebensjahr auf.

Sekundäre Nebennierenrindeninsuffizienz

Bei den sekundären Nebennierenrindeninsuffizienzen liegt ein Mangel an in der Hypophyse gebildetem ACTH (adrenocorticotropes Hormon) vor. Durch die fehlende bzw. nicht ausreichende ACTH-Stimulation kommt es zu einer Atrophie der Zona fasciculata der Nebennierenrinde und damit zu einer unzureichenden Kortisolsynthese und -sekretion. Häufig ist eine corticotrope Insuffizienz der Hypophyse durch Hypophysenoperationen oder durch große gutartige selläre Raumforderungen (z. B. Makroadenome, Kraniopharyngeome) bedingt, die die Hypophyse verdrängen. Hierbei kann es durch Einblutung (Hypophysenapoplexie) auch zu relativ akut auftretender Hypophyseninsuffizienz mit Addison-Krisen kommen [6]. Vaskuläre Störungen im Bereich der Hypophyse mit Ischämien und Blutungen können auch peripartal auftreten (z. B. Sheehan-Syndrom). Maligne hypophysäre Tumore und Metastasen sind selten, wobei letztere am häufigsten beim Mammakarzinom und bei Lymphomen auftreten und meist von einer Hypophysenhinterlappeninsuffizienz mit Diabetes insipidus begleitet werden. Nach Bestrahlungen im Bereich der Sella treten hypophysäre Insuffizienzen meist erst mit einer Latenz von mehreren Monaten bis Jahren auf. Im Rahmen der zunehmenden onkologischen Immuntherapien, z. B. beim malignen Melanom, zeigen sich auch häufiger immunogene Hypophysitiden, wie beispielsweise unter Ipilimumab [7]. Entzündliche Veränderungen der Hypophyse treten ansonsten auch autoimmun, isoliert oder im Rahmen einer Polyendokrinopathie, bei granulomatösen Erkrankungen oder infektiös auf und können ursächlich für eine unzureichende oder ausbleibende ACTH-Synthese sein.

Liegt eine partielle corticotrope Insuffizienz vor, kann die basale ACTH-Sekretion noch ausreichen, um die Zona fasciculata so zu stimulieren, dass der Mangel im Alltag klinisch nicht relevant und substitutionspflichtig ist. In Situationen mit einem höheren Kortisolbedarf (physischer und/oder psychischer Stress) kommt es dann aber zu einem relativen Mangel, und bei ausbleibender Glukokortikoidsubstitution besteht das Risiko einer Addison-Krise.

Tertiäre Nebennierenrindeninsuffizienz

Eine tertiäre Nebennereninsuffizienz ist am häufigsten iatrogen durch eine länger bestehende Glukokortikoidtherapie bedingt. Infolgedessen kann ein akuter Hypokortisolismus auftreten. Durch die regelmäßige Gabe von Glukokortikoiden (oral, intravenös, intraartikulär, inhalativ oder transdermal) kann es, abhängig von Dosis und Dauer der Therapie, zu einer hypothalamischen Suppression der CRH (Corticotropin-releasing-Hormone)-Synthese und damit wiederum zu ausbleibender ACTH-Synthese und -Sekretion und konsekutiver Atrophie der Zona fasciculata der Nebenniere kommen. Aufgrund individueller Unterschiede kann nicht vorausgesagt werden, nach welcher Dosis und/oder Therapiedauer es nach Absetzen der Therapie zu einer glukokortikoidinduzierten Nebennierenrindeninsuffizienz kommt. Mit einer Therapie, die einen Zeitraum von 3 Monaten überschreitet, der Einsatz von höheren

Prednisolonäquivalenzdosen (> 5 mg) oder die mehrmals tägliche Applikation eines glukokortikoidhaltigen Präparats erhöhen das Risiko für eine Nebennierenrindeninsuffizienz bedeutend, sodass in diesen Fällen ein sicherer Ausschluss einer NNRI erfolgen muss.

Selten spielen kongenitale Malformationen des Gehirns (z. B. Mittelliniendefekte) eine Rolle als Ursache für tertiäre Nebenniereninsuffizienzen.

Eine Übersicht der Ursachen primärer, sekundärer und tertiärer Nebennierenrindeninsuffizienzen ist in Tab. 7.3 dargestellt.

Tab. 7.3: Ursachen primärer, sekundärer und tertiärer Nebennierenrindeninsuffizienzen.

Ätiologie		Beispiele / Pathogenese
primäre NNRI	autoimmun	Autoantikörper gegen adrenokortikale Zellen
	infektiös	Mykobakterien (z. B. Mycobacterium tuberculosis), Bakterien (z. B. Meningokokken, Haemophilus influenzae), Viren (z. B. HIV, Herpes simplex, Cytomegalie), Pilzinfektionen (z. B. Pneumocystis jirovecii)
	vaskulär/hämorrhagisch	Antiphospholipid-Syndrom, Antikoagulation, Disseminierte intravasale Gerinnung
	verdrängend/infiltrativ	biadrenale Tumore oder Metastasen, Sarkoidose, Lymphom, Xanthogranulomatose, Histiozytose, Hämochromatose, Amyloidose
	postoperativ	bilaterale Adrenalektomie bei Cushing-Syndrom, radikale Nephrektomie
	genetisch	kongenitale adrenale Hyperplasie (z. B. AGS), Adrenoleukodystrophie, Adrenomyeloneuropathie, familiärer Glukokortikoidmangel (familiäres ACTH-Resistenz-Syndrom), Smith-Lemli-Opitz-Syndrom, StAR-Proteindefekt, mitochondriale Störungen (z. B. Kearns-Sayre-Syndrom)
	pharmakologisch	Ketokonazol, Metyrapon, Mitotane, Etomidate, Osilodrostat
sekundäre und tertiäre NNRI	Verdrängend/infiltrativ	Adenom (hormonaktiv und hormoninaktiv), Zysten, Meningeom, Metastasen, Lymphom, Germinom, Chordom, Sarkom, Hypophysenkarzinom, Hämochromatose, Sarkoidose, Histiozytose
	postoperativ	benigne und maligne hypophysäre Raumforderungen, Infektionen
	radiogen	hypophysäre Raumforderungen (z. B. Adenome, Kraniopharyngeome)
	autoimmun	Hypophysitis (z. B. bei APS-2)

Tab. 7.3: (fortgesetzt)

Ätiologie		Beispiele / Pathogenese
	pharmakologisch	Absetzten einer Glukokortikoidtherapie, Hypophysitis durch Checkpoint-Inhibitoren (z. B. Ipilimumab), chronischer Opiatkonsum
	vaskulär/hämorrhagisch	Hypophysenapoplexie, Sheehan-Syndrom, Hämorrhagie
	infektiös	Tuberkulose, Abszess
	traumatisch	Schädel-Hirn-Trauma
	sonstige	Genetische Mutationen, Empty Sella, angeborene Malformationen

NNRI: Nebennierenrindeninsuffizienz; HIV: Humanes Immundefizienz-Virus; AGS: adrenogenitales Syndrom; ACTH: adrenocorticotropes Hormon; StAR: Steroidogenic acute regulatory; PAS: polyendokrines Autoimmunsyndrom.

7.3 Klinik

Die Klinik der Addison-Krise ist variabel, aber in allen Fällen kommt es zu einer akuten Verschlechterung des Allgemeinzustandes, begleitet von zwei der im Folgenden aufgeführten Symptome: akute abdominelle Schmerzen, Übelkeit und/oder Erbrechen, Erschöpfung, Hypotonie oder signifikanter Blutdruckabfall, Schock, Fieber und Laborveränderungen (s. u.). Es können auch Schmerzen im Bereich der Flanken, im unteren Rücken oder im unteren Thorakalbereich auftreten, und häufig sind auch neuropsychiatrische Symptome vorhanden.

Da es bei der sekundären NNRI nur zur Atrophie der Zona fasciculata und somit zu einem isolierten Kortisolmangel kommt, unterscheidet sich die Symptomatik zur primären NNRI, bei der zusätzlich ein akuter Mineralokortikoidmangel vorliegt. Dies führt insbesondere zu einem schwereren Blutdruckabfall und zu Elektrolytveränderungen. Bei akuten bilateralen Nebenniereninfarkten oder -blutungen kann die Symptomatik sehr rasch einsetzen und ein Großteil der Patienten erleidet einen Schock, ohne dass zuvor eine Hypotonie festgestellt wurde. Pathophysiologische Relevanz hat hier die durch den Mangel an Glukokortikoiden verursachte verminderte Adrenalinsynthese, die durch eine Glukokortikoidabhängigkeit der Phenylethanolamin-N-Methyltransferase (PNMT) bedingt ist, die Noradrenalin zu Adrenalin methyliert.

Bei der primären NNRI kann eine Hyperpigmentation wegweisend für die Diagnosestellung sein. Diese liegt vor, wenn es sich um eine bereits längere Zeit bestehende primäre NNRI handelt. Durch Ausbleiben des negativen Kortisol-Feedbacks kommt es zu einer starken Proopiomelanocortin (POMC)-Ausschüttung. ACTH wird (zur Stimulation der Kortisolsekretion aus der Nebenniere) von dem Prohormon

POMC abgespalten, und im Rahmen dieses Prozesses wird auch Melanozyten-stimulierendes Hormon (MSH) gebildet, welches an den Melanocortin-1-Rezeptor bindet. Durch die Bindung wird die Melanogenese stimuliert, was zur Hyperpigmentation führt. Typischerweise tritt die Hyperpigmentation in Körperbereichen auf, die UV-Strahlung ausgesetzt sind (z. B. Gesicht und Nacken), meist ist sie auch deutlich verstärkt an den Handlinien zu sehen.

Bei sekundärer Nebenniereninsuffizienz liegen ggf. zusätzlich Symptome der Hypophysenvorderlappen- oder Hinterlappeninsuffizienz vor. In seltenen Fällen treten im Rahmen einer Addison-Krise auch Muskel- und Gelenkschmerzen auf.

Da die einzelnen Symptome unspezifisch sind, ist die Gefahr groß, dass eine Nebennierenkrise nicht als eine solche erkannt und entsprechend therapiert wird. Bei der körperlichen Untersuchung kann, insbesondere bei Addison-Krisen im Rahmen von primärer Nebennierenrindeninsuffizienz, ein Druckschmerz bei der tiefen abdominellen Palpation auffallen. Tritt die Nebennierenkrise im Rahmen einer Polyendokrinopathie auf, kann die Ursache hierfür in einer Serositis liegen [8]. Wenn die Addison-Krise die Erstmanifestation einer NNRI (primär oder sekundär) darstellt, kann der akuten Symptomatik eine Phase mit verschiedenen Beschwerden der chronischen Nebenniereninsuffizienz (Tab. 7.4) vorausgehen, welche bei der Anamneseerhebung berücksichtigt werden müssen.

Tab. 7.4: Symptome und Laborbefunde bei akuter und chronischer Nebennierenrindeninsuffizienz.

Symptom	primäre NNRI	sekundäre/tertiäre NNRI
abdominelle Schmerzen	x	
Übelkeit, Erbrechen, Durchfall	x	
Hypotonie, Blutdruckabfall	x	
Schwindel	x	
Schock	x	
Dehydratation	xx	–
Fieber	x	
Schwäche, Asthenie, Erschöpfung	x	–
Hyperpigmentation	x	
Vitiligo[a]	x	–
Gewichtsverlust	x	
symptomatische Hypoglykämie (mit neuroglukopenen und vegetativen Symptomen)	x	
Wesensveränderung, Unruhe, Gereiztheit	x	

Tab. 7.4: (fortgesetzt)

Symptom	primäre NNRI	sekundäre/ tertiäre NNRI
Frauen: reduzierte Behaarung im Schambereich und axillär		x
Muskel- und Gelenkschmerzen		x
Kopfschmerzen	–	x[b]
Sehstörungen	–	x[b]
Laborbefund in der klinischen Chemie und im Blutbild	**primäre NNRI**	**sekundäre/ tertiäre NNRI**
Hyponatriämie	x	x[c]
Hyperkaliämie	x	–
Hypoglykämie		x
Hyperkalzämie		x
Blutbildveränderungen (normozytäre Anämie, Eosinophilie,		x
Endokrinologische Spezialdiagnostik	**primäre NNRI**	**sekundäre/ tertiäre NNRI**
Kortisol	↓	↓
ACTH	↑	↓ ↔
Aldosteron	↓	↔
Renin	↑	↔

NNRI: Nebennierenrindeninsuffizienz; x trifft zu; [a] im Rahmen einer Polyendokrinopathie; [b] aufgrund von Volumeneffekten einer sellären Raumforderung; [c] eine Hyponatriämie kann durch ein SIADH bedingt sein (siehe 7.4.2), ↔ normal; nicht verändert; ↓ erniedrigt; ↑ erhöht; ACTH adrenocorticotropes Hormon.

Beim Neugeborenen mit Nebennniereninsuffizienz stehen folgende Symptome im Vordergrund: Hypoglykämien, Cholestase, Krampfanfälle, Gedeihstörungen, Koma. Im Kindesalter zeigen sich neben Hypoglykämien und Gedeihstörungen auch häufige Infekte, Muskelschwäche, Müdigkeit, Übelkeit, Kopfschmerzen, Muskel- und Gelenkschmerzen.

7.4 Diagnostik

7.4.1 Anamnese und Klinik

Eine ausführliche Anamnese ist unerlässlich, sollte aber, ebenso wenig wie eine umfangreiche Labordiagnostik, die Einleitung einer Therapie verzögern.

Besteht der Verdacht auf eine Addison-Krise, müssen immer auch das Vorliegen einer bekannten Nebenniereninsuffizienz, die eingenommene Medikation und ggf. das Substitutionsschema sowie konkrete akute physische und psychische Stresssituationen erfragt werden. Bei bisher nicht bekannter Nebennierenrindeninsuffizienz und Verdacht auf Addison-Krise sollten Autoimmunkrankheiten (z. B. Hashimoto-Thyreoiditis, Typ-1-Diabetes mellitus, Vitiligo) und Hypophysenerkrankungen in der Anamnese explizit berücksichtigt werden.

Die körperliche Untersuchung beinhaltet zusätzlich zu der Standarduntersuchung von Herz und Lunge die Erhebung der Vitalparameter, die Inspektion des Integuments mit Hinblick auf Hyperpigmentation, Vitiligo und Hydratationszustand sowie die sorgfältige Palpation des Abdomens.

7.4.2 Laborchemische Veränderungen und Nebennieren-Stimulationstests

Die laborchemischen Veränderungen in der Addison-Krise sind abhängig von der Ätiologie der NNRI.

Bei der primären NNRI zeigt sich meist eine Hyponatriämie, bedingt durch den Aldosteronmangel. Natrium wird in Folge des Hypoaldosteronismus vermehrt ausgeschieden, und es findet zusätzlich eine Verschiebung von extra- nach intrazellulär statt. Auch Chlorid und Bikarbonat zeigen sich meist erniedrigt. Kalium ist durch die verminderte glomeruläre Filtration und durch Verschiebungen aufgrund einer Azidose häufig erhöht.

Blutbildveränderungen treten nur bei einem kleineren Teil der Patienten auf. Typischerweise liegt hier eine normozytäre Anämie oder auch eine relative Lymphozytose sowie eine Eosinophilie vor.

Bei der sekundären NNRI zeigen sich nicht bei allen Fällen laborchemische Veränderungen. Eine Hyponatriämie kann aber ebenso wie bei der primären NNRI bestehen, wenn gleichzeitig ein Syndrom der inadäquaten ADH (antidiuretisches Hormon)-Sekretion (SIADH) vorliegt. Kortisol hemmt die ADH-Ausschüttung und ist somit auch an der Regulation der ADH-Ausschüttung beteiligt. Bei einem akuten Hypokortisolismus kann es zu einer vermehrten ADH-Sekretion und damit möglicherweise zu einer Hyponatriämie kommen. Eine Hyperkaliämie tritt bei sekundärer NNRI nicht auf, da kein Hypoaldosteronismus vorliegt.

Hypoglykämien treten sowohl bei primärer als auch sekundärer NNRI auf, wobei sie häufiger bei sekundären NNRIs festgestellt werden [9]. Eine mögliche Erklärung ist hier, dass es bei der primären NNRI durch die Mineralokortikoidmangel-bedingten Symptome wie Hypotonie und Dehydratation zu einer früheren Diagnosestellung kommt, so dass die Symptome des Glukokortikoidmangels nicht klinisch relevant werden.

In einigen Fällen von primärer und sekundärer NNRI tritt auch eine Hyperkalzämie auf, was insbesondere bei gleichzeitig bestehender Niereninsuffizienz eine Rolle zu spielen scheint [10,11].

In der Frühphase der NNRI finden sich im basalen Labor keine typischen Veränderungen, sodass hier eine Funktionstestung notwendig ist, um eine inadäquate Hormonsekretion festzustellen. Das basale Kortisol ist aufgrund der physiologisch auftretenden zirkadianen und situativen Schwankungen nicht zur Diagnosestellung einer NNRI geeignet. Der am häufigsten eingesetzte Test ist der ACTH-Test, bei dem die Kortisolantwort 30 und 60 Minuten nach intravenöser oder intramuskulärer Injektion von 250 µg synthetischem ACTH (Synacthen®, Tetracosactidhexaacetat) beurteilt wird. Hierbei gilt ein Serum-Kortisol von > 17–25 µg/dL (> 469–690 nmol/L), je nach genutztem Kortisol-Assay, als Ausschluss für eine NNRI. Wenn die Testung zur Beurteilung der Nebennierenfunktion nach einer Hypophysenoperation durchgeführt werden soll, so kann dies frühestens nach einer Latenz von 4–6 Wochen erfolgen, da die Atrophie der Zona fasciculata durch verminderte bzw. ausbleibende ACTH-Stimulation mit zeitlicher Verzögerung auftritt. Die Differenzierung zwischen primärer und sekundärer/tertiärer NNRI erfolgt über die Messung von ACTH. Bei der primären NNRI finden sich hier deutlich erhöhte Werte (> 100 pg/mL bzw. 22 pmol/L), bei der sekundären NNRI ist das ACTH (inadäquat) normal oder erniedrigt [12]. Zwölf Stunden vor der ACTH-Messung dürfen keine Glukokortikoide appliziert werden, um eine medikamenteninduzierte ACTH-Suppression zu vermeiden. Das Blut für die Plasma-ACTH-Bestimmung sollte gekühlt transportiert und schnellstmöglich nach der Abnahme zentrifugiert werden.

Bei Verdacht auf sekundäre oder tertiäre NNRI und/oder wenn sich eine NNRI im ACTH-Test nicht sicher ausschließen lässt, kann auch der Insulinhypoglykämietest (IHT) zur Beurteilung der Nebennierenfunktion angewandt werden. Beim IHT wird dem Patienten eine gewichtsadaptierte Insulindosis (in der Regel 0,1–0,15 IU/kg Körpergewicht) intravenös appliziert und so eine Hypoglykämie als Stressor induziert. Bei einer Hypoglykämie < 35 mg/dL (< 1,9 mmol/L) und/oder neuroglukopenen oder adrenergen Symptomen ist die Stresswirkung ausreichend, um die ACTH- und Kortisolantwort beurteilen zu können. Bei der Interpretation des IHT gibt es institutsspezifische Variationen, wobei generell ein Kortisolanstieg auf > 20–25 µg/dL (552–690 nmol/L) als Kriterium für den Ausschluss einer sekundären NNRI herangezogen werden kann. Ein Vorteil am IHT ist, dass gleichzeitig auch die somatotrope Achse beurteilt werden kann, da Wachstumshormon bei Stress und Hypoglykämie physiologisch ansteigt. Der Metyrapone-Test kann bei Kontraindikationen für den IHT (z. B. Epilepsie, KHK) angewandt werden, findet aber in der Routinediagnostik nur selten statt.

Ein erniedrigtes DHEAS (Dehydroepiandrosteron-Sulfat) kann ein weiterer Hinweis für eine NNRI sein, ist aber zur Diagnosestellung allein nicht geeignet [13].

Das Serum-Aldosteron ist bei der primären NNRI erniedrigt, die Plasma-Renin-konzentration bzw. Plasma-Reninaktivität ist kompensatorisch erhöht. Bei einem Großteil der Patienten (ca. 75 %) mit primärer NNRI lassen sich Autoantikörper gegen Nebennierenrinden-spezifische Antigene, in den meisten Fällen die 21-Hydroxylase, feststellen [14]. Bei männlichen Patienten sollten bei primärer NNRI und negativen anti-Nebennierenrinden-Antikörpern auch die überlangkettigen Fettsäuren (VLCFA/*very long chain fatty acids*) bestimmt werden, um eine Adrenoleukodystrophie auszuschließen.

Von entscheidender Wichtigkeit ist, dass die Therapie der Addison-Krise nicht durch die Diagnostik verzögert wird. Bei Verdacht auf eine akute Nebenniereninsuffizienz muss die Substitution umgehend eingeleitet werden. Die dynamische Testung sowie weitere Spezialdiagnostik zur Klärung der Ätiologie kann im Verlauf erfolgen. Es ist ausreichend, wenn im Rahmen des initialen Labors vor der Substitution Serum-Kortisol und ggf. auch Plasma-ACTH mit abgenommen werden. Ein Serum-Kortisol < 9 µg/dL (< 250 nmol/L) spricht für eine NNRI. Gleichzeitig erhöhtes ACTH spricht dann für eine primäre NNRI.

7.4.3 Apparative Untersuchungen

Weder für die Diagnosestellung der Addison-Krise noch für die Einleitung der Therapie bedarf es einer speziellen apparativen Untersuchung. Im Rahmen der Diagnostik bei noch unklarem Krankheitsbild können aber diverse Pathologien auftreten: Im EKG beispielsweise können sich aufgrund der Elektrolytstörungen unspezifische Veränderungen zeigen, im EEG zeigt sich eine generalisierte Reduktion und Verlangsamung [15,16]. Aufgrund der klinischen Symptomatik der Addison-Krise mit häufig auftretenden abdominellen Beschwerden erfolgt häufig eine Sonographie des Abdomens, in der sich typischerweise kein wegweisender Befund finden lässt.

Bei primärer NNRI und negativen anti-Nebennierenrinden-Antikörpern sollte zur Klärung der Ätiologie eine Computertomographie (CT) durchgeführt werden. Bei sekundärer NNRI sollte eine Magnetresonanztomographie (MRT) der Sellaregion erfolgen.

7.5 Differentialdiagnosen

Die Addison-Krise ist ein potenziell letales Krankheitsbild und muss rasch erkannt und therapiert werden. Die eher unspezifischen Symptome führen, insbesondere bei der Erstmanifestation einer NNRI, häufig zu einer verzögerten Diagnosestellung. Die Kombination mehrerer Symptome kann hier wegweisend sein (Tab. 7.4).

Eine wichtige Differentialdiagnose ist das akute Abdomen, da eine Addison-Krise sehr häufig mit abdominellen Schmerzen einhergeht. Tritt die Nebennierenkrise im Rahmen einer Infektion mit Fieber auf, besteht die Gefahr, dass, unter dem Verdacht auf ein akut entzündliches abdominelles Geschehen, eine unnötige Therapie bis hin zur (explorativen) Operation eingeleitet wird [17].

Eine Hyperpigmentation, wie sie durch die starke POMC-Ausschüttung und konsekutive MSH-Wirkung nur bei der primären NNRI auftritt, kann auch im Rahmen anderer Erkrankungen (z. B. primäre biliäre Zirrhose, Hämochromatose) oder medikamenteninduziert auftreten. Das Vorliegen einer für das primären NNRI-typischen Verteilung der Pigmente an UV-exponierten Stellen sowie an den Handlinien kann hier diagnostisch hilfreich sein.

Die Addison-Krise ist von einer akuten Verschlechterung des Allgemeinzustandes geprägt. Dem akuten Geschehen kann bei Erstmanifestation einer NNRI eine länger andauernde Phase mit verschlechtertem Allgemeinbefinden vorausgehen. Hier kann es zum Beispiel zu einem kontinuierlichen Gewichtsverlust kommen, was als Anorexia nervosa fehlgedeutet werden kann [18].

7.6 Therapie

Schon bei Verdacht auf eine Addison-Krise muss umgehend die Substitutionstherapie und ggf. weitere unterstützende Maßnahmen eingeleitet werden. Die Therapie darf nicht durch diagnostische Maßnahmen verzögert werden. Allerdings sollte vor Beginn der Therapie Blut für die Bestimmung von Kortisol und ACTH asseriert werden.

Initial werden 50–100 mg Hydrocortison (oder 25–50 mg Prednisolon) als Bolus parenteral appliziert, und gleichzeitig wird eine Hydrocortison-Dauerinfusion mit einer Infusionsrate von 10 mg/h gestartet. Bei klinischer Stabilisierung kann die Dosis täglich um 50 % reduziert werden. Alternativ kann die Substitution mit Hydrocortison-Boli von 100 mg alle 6 Stunden erfolgen (Abb. 7.1). Bei der akuten Nebennierenkrise bei primärer NNRI besteht meist eine ausgeprägte Dehydratation und Hypotonie, bedingt durch den Hypoaldosteronismus. Eine ausreichende Volumensubstitution ist hier unabdingbar, z. B. mit NaCl 0,9 % oder Glukose 5 %-Infusionslösung, ca. 1 Liter pro Stunde. Liegt ein Schock vor, müssen zusätzlich zur Volumensubstitution auch Katecholamine eingesetzt werden. Eine Gabe von Mineralokortikoiden ist in der

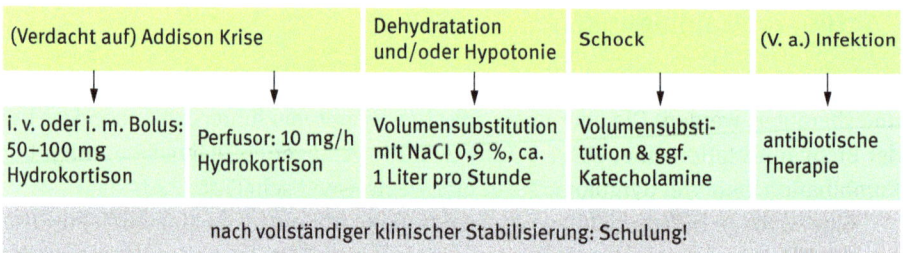

(Verdacht auf) Addison Krise		Dehydratation und/oder Hypotonie	Schock	(V. a.) Infektion
i. v. oder i. m. Bolus: 50–100 mg Hydrokortison	Perfusor: 10 mg/h Hydrokortison	Volumensubstitution mit NaCl 0,9 %, ca. 1 Liter pro Stunde	Volumensubstitution & ggf. Katecholamine	antibiotische Therapie
nach vollständiger klinischer Stabilisierung: Schulung!				

Abb. 7.1: Therapie der Addison Krise.

Addison-Krise nicht nötig, da die hochdosierte Glukokortikoidgabe eine ausreichende mineralokortikoide Wirkung hat.

Die Glukokortikoiddosis wird schrittweise bis auf eine individuelle Erhaltungsdosis reduziert (Tab. 7.5). Bei primärer NNRI muss ab einer kumulativen Hydrocortison-Dosis von < 60 mg pro Tag zusätzlich auch wieder die Mineralokortikoidsubstitution (Fludrocortison, Astonin® H) erfolgen. Bei bereits bekannter NNRI und bestehender Substitution muss die Ursache der Addison-Krise evaluiert werden und die vorbestehende Substitutionsdosis reevaluiert werden. Der Patient sollte motiviert werden, an einer spezifischen Schulung teilzunehmen, auch wenn dies bereits in der Vergangenheit erfolgt ist (Abb. 7.1). Es kann sehr hilfreich sein, wenn auch nahe Angehörige an der Schulung teilnehmen, um den Patienten in einer Notfallsituation zu unterstützen.

Tab. 7.5: Anpassung der Hydrocortison-Therapie.

Situation	Beispiel/Spezifizierung	Anpassung der Dosis
Fieber	> 37,5° C	doppelte Dosis
	> 38,5° C	dreifache Dosis
	> 39,5° C	vierfache Dosis & Konsultation des Arztes
geringe Belastung	– Erkältungskrankheit – leichte sportliche Betätigung z. B. leichte Wanderung, lockeres Tennisspiel) – Arztbesuch – Vorstellungsgespräch	1,5-fache Dosis
mittlere Belastung	– schwerere Infektion mit Antibiotikatherapie (ambulant) – einmaliges Erbrechen oder Durchfall – anstrengende sportliche Betätigung (lange Wanderung/ Bergwandern) – starke psychische Belastung	doppelte Dosis
starke Belastung	schwere Infektion mit i. v. Antibiotikatherapie wiederholtes Erbrechen/Durchfall	dreifache Dosis (kumulativ mindestens 60 mg) bei Erbrechen Zäpfchen oder i. v. oder s. c. bei Durchfall i. v. oder s. c. ggf. Arztkonsultation
sehr starke Belastung	– Sepsis – Schock – Schwerer Unfall – Bewusstlosigkeit	100 mg i. v. und anschließend zusätzlich 100 mg in den nächsten 24 h

Tab. 7.5: (fortgesetzt)

Operationen & invasive Untersuchungen		
Eingriff	präoperative Anpassung	postoperative Anpassung
große operative Eingriffe mit langer Erholungsphase	100 mg HC i. v. direkt vor Narkoseeinleitung	100 mg HC i. v. alle 6 h solange, bis Nahrung oral zugeführt werden kann, dann doppelte individuelle HC-Dosis oral für mindestens 48 h, bei klinischer Stabilisierung schrittweise Dosisreduktion auf individuelle HC-Dosis
große operative Eingriffe mit kurzer Erholungsphase	100 mg HC i. v. direkt vor Narkoseeinleitung	100 mg HC i. v. alle 6 h für 24–48 h, dann doppelte individuelle HC-Dosis oral für 24–48 h, dann schrittweise Dosisreduktion auf individuelle HC-Dosis
kleine operative Eingriffe und große Zahnoperationen	100 mg HC i. v. direkt vor dem Eingriff	doppelte individuelle HC-Dosis für 24 h, danach wieder individuelle HC-Dosis
invasive gastrointestinale Eingriffe mit vorausgehendem Abführen	stationäre Aufnahme 1 Tag vor dem Eingriff, 100 mg HC sowie i. v. Volumensubstitution zu Beginn des Abführens sowie direkt vor dem Eingriff	doppelte individuelle HC-Dosis für 24 h, danach wieder individuelle HC-Dosis
sonstige invasive Eingriffe	100 mg HC i. v. zu Beginn des Eingriffs	doppelte individuelle HC-Dosis für 24 h, danach wieder individuelle HC-Dosis
zahnärztliche Eingriffe	1 Stunde vor Beginn des Eingriffs zusätzliche Einnahme der individuellen Morgen-Dosis	doppelte individuelle HC-Dosis für 24 h, danach wieder individuelle HC-Dosis
kleine Eingriffe (z. B. Entfernung eines kleinen Muttermals)	keine Dosisadaptation notwendig (sofern durch den Eingriff kein Stress verursacht wird)	bei Symptomen ggf. zusätzlich HC (z. B. 20 mg)
Geburt		
Geburt	100 mg HC i. v. mit Einsetzen der Wehen	doppelte individuelle HC-Dosis oral für 24–48 h nach der Entbindung, dann schrittweise Dosisreduktion auf individuelle HC-Dosis

* Bei primärer NNRI kann (Astonin® H) Fludrocortison bei Anpassung der HC-Therapie mit kumulativen Dosen > 60 mg pro Tag weggelassen werden, da die mineralokortikoide Wirkung des HCs dann ausreicht. Bei der schrittweisen Dosisreduktion des HC muss bei einer kumulativen Tagesdosis < 60 mg HC die Therapie mit Fludrocortison in der vorbestehenden Dosierung wieder aufgenommen werden. Abkürzungen: i. v. intravenös, s. c. subkutan, HC Hydrocortison.

Sollte im Rahmen der Diagnosestellung einer NNRI auch eine Hypothyreose festgestellt werden (z. B. bei APS-2), darf die Schilddrüsenhormonsubstitution (Levothyroxin) erst nach Einleitung der Glukokortikoid-Substitution begonnen werden. Andernfalls kann es durch die stoffwechselsteigernde Wirkung der Schilddrüsenhormone zu einer Aggravation der klinischen Situation kommen [19].

Wenn eine Infektion als Ursache der akuten NNRI vermutet wird, muss frühzeitig eine kalkulierte antibiotische Therapie bzw. eine antivirale Therapie eingeleitet werden. Bei schwerer Erkrankung sollten auch eine Stressulkusprophylaxe sowie eine prophylaktische Antikoagulation erfolgen.

7.7 Prävention

Bei Diagnosestellung einer NNRI muss der Patient über die Gefahr des Auftretens von Addison-Krisen und die Notwendigkeit der Prävention solcher aufgeklärt werden und einen Notfallausweis ausgehändigt bekommen. Idealerweise werden auch die nächsten Angehörigen des Patienten mit aufgeklärt. Zusätzlich zu der ärztlichen Aufklärung sollte der Patient an einer standardisierten und zertifizierten Schulung für primäre bzw. sekundäre und tertiäre Nebenniereninsuffizienz an einem Zentrum teilnehmen. Darüber hinaus stehen den Patienten Informationen und Schulungsmaterialien im Internet, z. B. auf der Internetseite der DGE (Deutsche Gesellschaft für Endokrinologie, https://www.endokrinologie.net/krankheiten-nebenniereninsuffizienz.php) zur Verfügung.

7.7.1 Standarddosierung und Dosisanpassung

Um eine optimale Glukokortikoidsubstitution zu gewährleisten, muss die Hydrocortison- oder Prednisolon- oder Prednison-Einnahme entsprechend des zirkadianen Rhythmus der physiologischen Kortisolsekretion erfolgen. In der Regel werden bei primärer NNRI kumulativ 15–25 mg Hydrocortison in 2 Einzeldosen eingenommen: morgens $2/3$ der Dosis, am frühen Nachmittag $1/3$ der Dosis. Ein typisches Dosierungsmuster ist beispielsweise 10-5-0 mg. Gelegentlich benötigen die Patienten eine zusätzliche (geringe) Dosis am frühen Abend, wobei die Einnahme hier mindestens 6 Stunden vor dem Zubettgehen erfolgen sollte. Bei Kindern wird die initiale Hydrocortison-Dosis anhand der Körperoberfläche (KOF) festgelegt. Üblicherweise werden hier Dosen von 6–10 mg/m^2 KOF eingesetzt.

Die Dosis muss im Verlauf überprüft werden. Dabei sollte immer die niedrigste mögliche Dosis gewählt werden, bei der aber die Leistungsfähigkeit und Lebensqualität des Patienten nicht eingeschränkt ist. Hinweise für eine Übersubstitution sind zum Beispiel eine kontinuierliche Gewichtszunahme sowie eine deutliche Blutdrucksteigerung. Chronische Müdigkeit, Schwäche, Übelkeit, Schwindel, Gewichtsabnahme und nicht zufriedenstellende Leistungsfähigkeit sind hingegen Zeichen für eine nicht ausreichende Substitutionsdosis. Eine Steigerung der Hydrocortison-Dosis sollte im Verlauf immer kritisch reevaluiert werden, um eine chronische Übersubstitution zu vermeiden. Symptome einer vermeintlichen Untersubstitution können natürlich auch durch Begleiterkrankungen (z. B. Depressionen, Hypothyreose) verursacht sein, die ausgeschlossen werden müssen.

In Situationen mit physischer und/oder psychischer Mehrbelastung muss die Hydrocortison-Dosis durch den Patienten selbständig angepasst werden. Dies betrifft zum Beispiel leichte Erkrankungen, ärztliche und zahnärztliche Untersuchungen und Behandlungen, Sport, besondere berufliche Situationen (z. B. Präsentationen, Verhandlungen), Prüfungen sowie besondere persönliche Ereignisse (z. B. Todesfall einer nahestehenden Person). Bei Erbrechen und/oder Diarrhoe muss die Substitution parenteral erfolgen. Bei Erbrechen können Glukokortikoide als Zäpfchen (z. B. Prednison 100 mg, Rectodelt®) appliziert werden, bei Diarrhoe kann Hydrocortison s. c. oder i. m. durch den Patienten selbst oder durch Angehörige appliziert werden (Tab 7.5). Die Selbstinjektion sollte in den Schulungen erlernt werden. Im Zweifelsfall muss frühzeitig ein Arzt aufgesucht werden, um eine adäquate Substitution zu gewährleisten. Bei operativen Eingriffen erfolgt immer eine parenterale Hydrocortison-Substitution, wobei die Dauer der parenteralen Substitution von der Art und Größe des Eingriffs abhängt (Tab. 7.5). In der Schwangerschaft ist eine Anpassung meist nur im dritten Trimenon sowie peripartal nötig. Hier ist der individuelle Verlauf der Schwangerschaft ausschlaggebend.

Neben Anpassung der Medikation in bestimmten Situationen ist es wichtig, die Patienten darüber aufzuklären, dass bestimmte Medikamente die Wirksamkeit von Hydrocortison beeinflussen. Bei Hydrocortison besteht ein Mehrbedarf bei der Einnahme folgender Medikamente: Antiepileptika, Tuberkulostatika, Etomidate, Topiramat. Bei Genuss von Grapefruitsaft oder Lakritze kann sich der Hydrocortison-Bedarf verringern. Auch bei Antipilzmitteln ist ggf. auf eine Anpassung der Dosis zu achten.

Bei manchen Patienten stellt die Einnahme der Nachmittagsdosis aufgrund beruflicher Gegebenheiten oder, weil die Einnahme regelmäßig vergessen wird, ein Problem dar. In diesen Fällen steht ein Hydrocortison-Präparat mit zweiphasiger Wirkstofffreisetzung (dual release, Plenadren®) zur Verfügung [20]. Ein weiteres Präparat mit veränderter Wirkstofffreisetzung (Chronocort®) befindet sich derzeit in der klinischen Testung (Phase 3 Studien) für das AGS [21]. Chronocort® wird vor dem Zubettgehen eingenommen und die Hydrocortison-Freisetzung beginnt nach ca. 4 Stunden.

Bei Patienten mit primärer NNRI erfolgt auch eine Mineralokortikoidsubstitution mit Fludrocortison (Astonin® H). In der Regel liegt die benötigte Dosis bei 0,05–0,1 mg als morgendliche Einmaldosis. Bei Kindern und jungen Erwachsenen sind gelegentlich höhere Dosen, bis 0,2 mg pro Tag, nötig. Die Überprüfung der Einstellung erfolgt über Blutdruckmessungen und Elektrolytkontrollen. Zusätzlich kann die Bestimmung des Plasma-Renins bei der Einstellung hilfreich sein. Unter der Einnahme von Fludrocortison sollten folgende Medikamente aufgrund von Interaktionen nicht eingenommen werden: Diuretika, nichtsteroidale Antiphlogistika (NSAR), Acetazolamid. Auch auf den Konsum von Lakritze sollte verzichtet werden. Bei drospirenonhaltigen Pillen kann es zu einem Mehrbedarf an Fludrocortison kommen.

7.7.2 Absetzen einer Glukokortikoidtherapie

Zu schnelles Absetzten einer Glukokortikoidtherapie ist eine sehr häufige Ursache für eine NNRI. Bestimmte Faktoren erhöhen die Wahrscheinlichkeit des Auftretens einer posttherapeutischen Nebennierenrindeninsuffizienz: 1. Eine Dauer der Glukokortikoidtherapie über 3 Monate. 2. Eine Tagesdosis von über 5 mg Prednisolonäquivalent. 3. Glukokortikoidgabe von mehr als einmal täglich morgens. 4. Die glukokortikoide Potenz des eingesetzten Präparates. Um eine NNRI zu vermeiden sollte im Zweifelsfall ein ACTH-Test erfolgen. Das entsprechende Präparat darf mindestens 12 h vor Durchführung des Tests nicht eingenommen werden.

7.7.3 Notfallausweis und Notfallmedikation

Bei Diagnosestellung erhalten die Patienten einen Notfallausweis, in welchem die individuelle Substitutionsdosis sowie Hinweise zur Anpassung der Hydrocortison-Dosis in speziellen Situationen zu finden sind. Zusätzlich sollte jeder Patient immer eine internationale Notfallkarte (Abb. 7.2) sowie Hydrocortison in Tablettenform und ggf. als Zäpfchen mit sich führen. Wenn die Selbstinjektion beherrscht wird, sollte zusätzlich eine Ampulle Hydrocortison und Injektionsbesteck mitgeführt werden.

7.7.4 Verlaufskontrollen

Bei Patienten mit einer NNRI empfiehlt sich mindestens einmal jährlich eine Vorstellung beim Endokrinologen, um die Substitutionstherapie zu überprüfen und ggf. anzupassen. Dabei ist insbesondere eine sorgfältige Anamnese wichtig, bei der die Anpassungssituationen, Addison-Krisen und zwischenzeitlich aufgetretene Begleiterkrankungen und -therapien zu berücksichtigten sind. Der Behandler sollte sich einen Eindruck verschaffen, ob der Patient den Umgang mit der Anpassung der Substitutionstherapie und dem Einsatz der Notfallmedikamente sicher beherrscht und ggf. eine erneute Schulung empfehlen. Auch das Mitführen des Notfallausweises sowie der Notfallmedikamente ist dabei zu erfragen.

Letztlich ist auf Ebene der Rettungskräfte eine entsprechende Sensibilisierung und Schulung entscheidend, damit die Glukokortikoidsubstitution so früh wie möglich erfolgt.

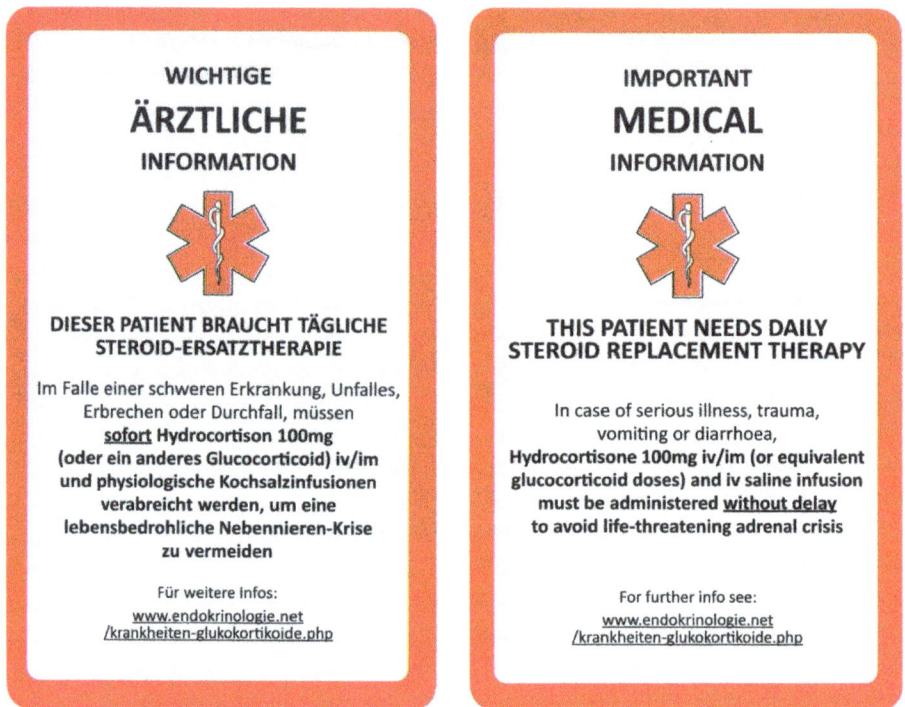

WICHTIGE
ÄRZTLICHE
INFORMATION

DIESER PATIENT BRAUCHT TÄGLICHE
STEROID-ERSATZTHERAPIE

Im Falle einer schweren Erkrankung, Unfalles,
Erbrechen oder Durchfall, müssen
sofort Hydrocortison 100mg
(oder ein anderes Glucocorticoid) iv/im
und physiologische Kochsalzinfusionen
verabreicht werden, um eine
lebensbedrohliche Nebennieren-Krise
zu vermeiden

Für weitere Infos:
www.endokrinologie.net
/krankheiten-glukokortikoide.php

IMPORTANT
MEDICAL
INFORMATION

THIS PATIENT NEEDS DAILY
STEROID REPLACEMENT THERAPY

In case of serious illness, trauma,
vomiting or diarrhoea,
Hydrocortisone 100mg iv/im (or equivalent
glucocorticoid doses) and iv saline infusion
must be administered without delay
to avoid life-threatening adrenal crisis

For further info see:
www.endokrinologie.net
/krankheiten-glukokortikoide.php

Abb. 7.2: Notfallkarte.

Literatur

[1]   Hahner S. Acute adrenal crisis and mortality in adrenal insufficiency: Still a concern in 2018! Ann Endocrinol (Paris). 2018;79:164–6.
[2]   Meyer G, Neumann K, Badenhoop K, Linder R. Increasing prevalence of Addison's disease in German females: health insurance data 2008–2012. Eur J Endocrinol. 2014;170:367–73.
[3]   Hahner S, Loeffler M, Bleicken B, et al. Epidemiology of adrenal crisis in chronic adrenal insufficiency: the need for new prevention strategies. Eur J Endocrinol. 2010;162:597–602.
[4]   Reisch N, Willige M, Kohn D, et al. Frequency and causes of adrenal crises over lifetime in patients with 21-hydroxylase deficiency. Eur J Endocrinol. 2012;167:35–42.
[5]   Sahin M, Oguz A, Tuzun D, et al. Primary Adrenal Failure due to Antiphospholipid Syndrome. Case Rep Endocrinol. 2015;2015:161497.
[6]   Briet C, Salenave S, Bonneville JF, Laws ER, Chanson P. Pituitary Apoplexy. Endocr Rev. 2015;36:622–45.
[7]   Scott ES, Long GV, Guminski A, et al. The spectrum, incidence, kinetics and management of endocrinopathies with immune checkpoint inhibitors for metastatic melanoma. Eur J Endocrinol. 2018;178:175–82.
[8]   Tucker WS Jr., Niblack GD, McLean RH, et al. Serositis with autoimmune endocrinopathy: clinical and immunogenetic features. Medicine (Baltimore). 1987;66:138–47.
[9]   Burke CW. Adrenocortical insufficiency. Clin Endocrinol Metab. 1985;14:947–76.
[10] Montoliu J, Macia J, Salamero P, Parra R, Gallart M. Severe hypercalcemia indicating relapse of acute myelocytic leukemia after bone marrow transplantation. Nephron. 1992;62:357–8.

[11] Ahn SW, Kim TY, Lee S, et al. Adrenal insufficiency presenting as hypercalcemia and acute kidney injury. Int Med Case Rep J. 2016;9:223–6.

[12] Oelkers W, Diederich S, Bahr V. Diagnosis and therapy surveillance in Addison's disease: rapid adrenocorticotropin (ACTH) test and measurement of plasma ACTH, renin activity, and aldosterone. J Clin Endocrinol Metab. 1992;75:259–64.

[13] Charoensri S, Chailurkit L, Muntham D, Bunnag P. Serum dehydroepiandrosterone sulfate in assessing the integrity of the hypothalamic-pituitary-adrenal axis. J Clin Transl Endocrinol. 2017;7:42–6.

[14] Winqvist O, Karlsson FA, Kampe O. 21-Hydroxylase, a major autoantigen in idiopathic Addison's disease. Lancet. 1992;339:1559–62.

[15] Komuro J, Kaneko M, Ueda K, et al. Adrenal insufficiency causes life-threatening arrhythmia with prolongation of QT interval. Heart Vessels. 2016;31:1003–5.

[16] Anglin RE, Rosebush PI, Mazurek MF. The neuropsychiatric profile of Addison's disease: revisiting a forgotten phenomenon. J Neuropsychiatry Clin Neurosci. 2006;18:450–9.

[17] Balasubramanian SS, Bose D. Adrenal crisis presenting as an acute abdomen. Anaesthesia. 2006;61:413–4.

[18] Feeney C, Buell K. A case of Addison's disease nearly mistaken for anorexia nervosa. Am J Med. 2018, 10.1016/j.amjmed.2018.06.027, .

[19] Graves L 3rd, Klein RM, Walling AD. Addisonian crisis precipitated by thyroxine therapy: a complication of type 2 autoimmune polyglandular syndrome. South Med J. 2003;96:824–7.

[20] Falorni A, Minarelli V, Morelli S. Therapy of adrenal insufficiency: an update. Endocrine. 2013;43:514–28.

[21] Jones CM, Mallappa A, Reisch N, et al. Modified-Release and Conventional Glucocorticoids and Diurnal Androgen Excretion in Congenital Adrenal Hyperplasia. J Clin Endocrinol Metab. 2017;102:1797–806.

[22] Hahner S, Spinnler C, Fassnacht M, et al. High incidence of adrenal crisis in educated patients with chronic adrenal insufficiency: a prospective study. J Clin Endocrinol Metab. 2015;100:407–16.

[23] Ritzel K, Beuschlein F, Mickisch A, et al. Clinical review: Outcome of bilateral adrenalectomy in Cushing's syndrome: a systematic review. J Clin Endocrinol Metab. 2013;98:3939–48.

[24] Smans LC, Van der Valk ES, Hermus AR, Zelissen PM. Incidence of adrenal crisis in patients with adrenal insufficiency. Clin Endocrinol (Oxf). 2016;84:17–22.

[25] Notter A, Jenni S, Christ E. Evaluation of the frequency of adrenal crises and preventive measures in patients with primary and secondary adrenal insufficiency in Switzerland. Swiss Med Wkly. 2018;148:w14586.

8 Hypertensive Krise bei Phäochromozytom und Paragangliom

Katharina Schilbach

8.1 Definition und Epidemiologie

Phäochromozytome und Paragangliome (PPGLs) sind neuroendokrine Tumore, die episodisch große Mengen an Katecholaminen ausschütten können. Im Rahmen dieser Katecholaminexzesse kann es zu hypertensiven Entgleisungen mit Blutdruckwerten > 230/130 mmHg kommen. In einem Teil der Fälle gehen die hypertensiven Krisen mit Endorganschäden einher und werden dann als hypertensiver Notfall bei Phäochromozytom bzw. Paragangliom bezeichnet. In der internationalen Literatur werden diese Fälle als „pheochromocytoma crisis" und „paraganglioma crisis" bezeichnet [1]. Im Rahmen von Phäochromozytom- und Paragangliom-induzierten Katecholaminexzessen kann es auch zu massiven Blutdruckschwankungen sowie zu anhaltender Hypotonie mit Schock kommen, weshalb im folgenden Kapitel der Begriff Phäochromozytom- und Paragangliom-Krise oder die Abkürzung PPGL-Krise verwendet wird.

Bei Phäochromozytomen kommen PPGL-Krisen häufiger vor als bei Paragangliomen [2]. Insgesamt sind PPGLs seltene Erkrankungen, die bei weniger als 0,5 % der Patienten mit Hypertonie vorliegen [3]. PPGLs gehen in den meisten Fällen mit einer persistierenden oder paroxysmalen Hypertonie einher [4,5]. Die Inzidenz der PPGL-Krisen im Rahmen dieser Erkrankungen liegt, abhängig vom Studienkollektiv, bei 7–18 %, wobei es sich aufgrund der Seltenheit der Erkrankungen um recht geringe Fallzahlen handelt [2,6]. Beide Entitäten, Phäochromozytome und Paragangliome, können in jedem Alter auftreten, zeigen aber eine Häufung in der 4.–5. Lebensdekade, bei den hereditären Formen (40 %) schon im jüngeren Alter. Die Geschlechterverteilung ist gleich. Circa ein Drittel aller PPGLs zeigen ein Risiko für Malignität, wobei dies abhängig von der zu Grunde liegenden Mutation sowie Tumorlokalisation ist. Bei einigen Mutationen liegt das Risiko bei bis zu 40–70 % [7,8]. Bezüglich der Lokalisation haben extraadrenale Tumore eine höhere Malignitätsrate (10 % vs. 30 %). Eine hypertensive Krise ist kein Hinweis für Malignität eines Phäochromozytoms oder Paraganglioms.

Die Letalität der PPGL-Krisen ist hoch und liegt insgesamt bei 15 %. Bei PPGL-Krisen mit anhaltender Hypotonie und Schock liegt sie bei fast 30 %, bei der PPGL-Krise mit hypertensiver Entgleisung bei 8 % [9].

https://doi.org/10.1515/9783110591811-008

8.2 Pathogenese und Pathophysiologie

Phäochromozytome entstehen aus den chromaffinen Zellen des Nebennierenmarks, Paragangliome haben ihren Ursprung in extraadrenalen chromaffinen Zellen. Phäochromozytome sind häufiger als Paragangliome mit einer Verteilung von 85 % und 15 %. In den Tumoren werden hauptsächlich folgende Substanzen gebildet: Adrenalin und Noradrenalin (zu variablen Anteilen), nur Noradrenalin, nur Adrenalin (selten), Noradrenalin und Dopamin sowie nur Dopamin (Einzelfälle). Es kommen aber auch nichtsekretorische PPGLs vor. Hypertensive Entgleisungen sowie PPGL-Krisen treten infolge einer plötzlichen übermäßigen Sekretion von Katecholaminen aus einem PPGL auf. Die freigesetzten Katecholamine binden, mit unterschiedlicher Affinität, an α_1-, α_2-, β_1-, β_2- und β_3-Adrenorezeptoren und verursachen dadurch systemische und organspezifische Effekte [10]. Eine Blutdrucksteigerung tritt durch die α-Rezeptor- vermittelte Vasokonstriktion auf. An den Organen führt die anhaltende Vasokonstriktion zu einer verminderten Perfusion und infolgedessen zu einer lokalen Ischämie mit Organschädigung, bis hin zum Organversagen. Beim Herzen beispielsweise kommt es durch die Vasokonstriktion der Herzkranzgefäße zu einer Minderversorgung des Myokards und letztlich, bei anhaltendem und unbehandeltem Katecholaminexzess, zum Myokardinfarkt. Die sehr häufig im Rahmen von PPGL-Krisen auftretende Kardiomyopathie wird durch einen direkt toxischen Effekt der Katecholamine auf die Myozyten verursacht. Echokardiographisch zeigen sich hier typischerweise Veränderungen wie bei der Takotsubo-Kardiomyopathie (Takotsubo- oder inverted Takotsubo-like cardiomyopathy) [11,12].

Neben den hypertensiven Entgleisungen und PPGL-Krisen mit Hypertonie treten auch PPGL-Krisen mit anhaltender Hypotonie und Schock auf. Diese Notfälle kommen sowohl bei Tumoren vor, die sowohl Adrenalin als auch Noradrenalin, als auch bei Tumoren, die entweder Adrenalin oder Noradrenalin sezernieren. Die Pathophysiologie dieses Effekts ist nicht eindeutig: bei den Adrenalin-sezernierenden Tumoren scheint eine Wirkung vorrangig über vasodilatatorisch wirksame β-Rezeptoren plausibel, bei den rein Noradrenalin-sezernierenden Tumoren ist dies am ehesten durch die Kardiomyopathie, einen relativen intravasalen Volumenmangel und eine Desensibilisierung der Baroreflexe zu erklären [9]. In einigen Fällen ist im Rahmen von PPGL-Krise auch hohes Fieber beschrieben, was auf eine tumorbedingte Ausschüttung von Interleukin-1 und -6 zurückgeführt wird [13,14].

Es kann bei PPGLs auch zu spontaner, anfallsartiger Katecholaminsekretion kommen, ohne dass ein direkt nachvollziehbarer Auslöser vorliegt. Es sind aber eine Vielzahl von Triggern bekannt, die eine PPGL-Krisen auslösen können. Häufig beschrieben ist hier eine direkte Manipulation am Tumor, zum Beispiel im Rahmen einer Biopsie oder Operation der Raumforderung, die bis dahin nicht als Katecholamin-sezernierender Tumor erkannt wurde (zum Beispiel bei Verdacht auf Inzidentalom der Nebenniere oder unklarem Tumor im Kopf/Hals-Bereich) [15]. Generell kann eine Operation, unabhängig vom Operationsgebiet und ausgelöst durch die einge-

setzten Medikamente, zu einer PPGL-Krise führen [16]. Neben Narkotika, Opioidanal-
getika und Muskelrelaxanzien gibt es eine Reihe weiterer Medikamente, die als Trigger wirken können (Tab. 8.1). Eine akute Veränderung der Blutversorgung (Ischämie
oder Hämorrhagie) eines Phäochromozytoms oder Paraganglioms kann ursächlich
für eine PPGL-Krise sein. In der Peripartalphase sowie im letzten Trimenon einer
Schwangerschaft sind PPGL-Krisen beschrieben und müssen hier differentialdiagnostisch von einer Präeklampsie unterschieden werden.

Tab. 8.1: Medikamente und nichtmedikamentöse Stoffe, die einen Katecholaminexzess auslösen
können.

Medikamentengruppe	Wirkstoffe
Betablocker (vor allem nicht selektive Betablocker)	Propranolol, Bupranolol, Sotalol, Timolol, Carvedilol, Nadolol, Metoprolol
Dopamin (D_2)-Rezeptorantago- nisten	Metoclopramid (MCP), Sulpirid, Amisulprid, Tiaprid, Chlorpromazin, Prochlorperazin, Droperidol, Haloperidol
Sympathomimetika	Adrenalin, Pseudoephedrin, Methylphenidat, Dexamphetamin
Trizyklische Antidepressiva	Amitriptylin, Imipramin, Nortriptylin, Clomipramin, Desipramin
Monoaminooxidase (MAO)- Hemmer	Trancyclopromin, Moclobemid, Selegelin, Rasagilin
Opioidanalgetika	Tramadol, Pethidin, Morphin
Serotonin-Wiederaufnahme- hemmer (SSRIs)	Fluoxetin, Paroxetin
Glukokortikoide	Prednison, Prednisolon, Dexamethason, Hydrocortison
Peptidhormone	Tetracosactidhexaacetat (synthetisches ACTH), Glukagon
Muskelrelaxantien	Succinylcholin, Atracurium, Pancuronium
Kontrastmittel	hochosmolare ionische Kontrastmittel
Sonstige	Chemotherapie-Kombinationstherapien, Betahistidin, Heroin, Yohimbin

8.3 Klinik

Eine klinische Unterscheidung zwischen Phäochromozytom und Paragangliom-induzierten Symptomen bei hypertensiver Entgleisung, bei der PPGL-Krise mit Hypertonie (hypertensiver Notfall) sowie der PPGL-Krise mit anhaltender Hypotonie ist
nicht möglich, sodass die im Folgenden beschriebenen Symptome immer für beide
Entitäten zutreffen. Bei der hypertensiven Entgleisung tritt keine Organbeteiligung
auf, bei der PPGL-Krise liegt, unabhängig von der Höhe des Blutdrucks, immer auch

eine durch den Katecholaminexzess verursachte Organbeteiligung vor. Eine hypertensive Krise oder eine PPGL-Krise können als Erstdiagnose oder bei bereits bekannter Erkrankung auftreten.

8.3.1 Hypertensive Entgleisung

Die hypertensive Entgleisung ist die häufigste Komplikation der PPGL. Die Symptome der hypertensiven Entgleisung sind vielgestaltig, wobei die Symptomtrias Kopfschmerzen, Schwitzen und Tachykardie sehr häufig beschrieben wird. Typischerweise haben die Patienten in der hypertensiven Krise bei PPGL ein blasses Hautkolorit, hervorgerufen durch die α-Rezeptoren-vermittelte Vasokonstriktion. Es können des Weiteren auch Kopfschmerzen, Angina pectoris, Luftnot, Übelkeit und Erbrechen, Sehstörungen, Nasenbluten, Angst und Verwirrtheit auftreten [17]. Die Hypertensive Entgleisung kann aber auch vollständig symptomlos ablaufen.

8.3.2 PPGL-Krise mit hypertensivem und hypotensivem Notfall

Bei der PPGL-Krise sind die Symptome abhängig von den auftretenden Endorganschäden sowie der hämodynamischen Situation. Die möglichen Organbeteiligungen bei PPGL-Krise sind in Tab. 8.2 aufgeführt.

Tab. 8.2: Endorganschäden bei PPGL-Krise.

Organsystem	Organschädigung
kardiopulmonal	Kardiomyopathie
	Myokardinfarkt
	instabile Angina pectoris
	Herzrhythmusstörungen
	akute Linksherzinsuffizienz
	Myokarditis
	Aortendissektion
	Lungenödem
	ARDS (acute respiratory distress syndrome)

Tab. 8.2: (fortgesetzt)

Organsystem	Organschädigung
neurologisch/cerebral	Hochdruckenzephalopathie
	intrakranielle Blutung
	Schlaganfall
	Dissektion der Vertebralarterie
	Papillenödem
	Retinablutungen
metabolisch	Laktatazidose
	Ketoazidose
	Hyper- und Hypoglykämie
vaskulär	Hyper- und Hypotension, Schock
	Thrombose
	Blutungen (z. B. Nebennierenhämorrhagie)
	akuter Gefäßverschluss der Extremitäten
sonstige	renal: akute Niereninsuffizienz, akute Pyelonephritis, Hämaturie
	Hepatische Insuffizienz
	Gastrointestinal: Ileus, intestinale Ischämie, Enterokolitis, Pankreatitis, Cholezystitis
	Rhabdomyolyse
	Fieber

Am häufigsten tritt die PPGL-Krise mit hypertensiver Entgleisung und begleitender Kardiomyopathie auf. Der Blutdruck ist aber in der PPGL-Krise nicht immer erhöht, sondern es können massive Blutdruckschwankungen sowie eine anhaltende Hypotonie bis hin zum Schock auftreten [18]. Da es keine offiziell empfohlene Einteilung für die Schweregrade des hypertensiven und/oder hypotensiven Notfalls bei PPGL-Krisen gibt, sind in der Literatur verschiedene Klassifikationen zu finden. Vorgeschlagen wird zum Beispiel die Einteilung in „Typ A"- und „Typ B"-Krise, wobei unter „Typ A" die weniger schweren PPGL-Krisen ohne anhaltende Hypotonie gruppiert werden, bei „Typ B" liegt eine anhaltende Hypotonie bzw. ein Schock vor, und es sind hier Schäden an mindestens 2 Organsystemen vorhanden (Abb. 8.1) [9]. Die häufigere „Typ A"-Krise kann in eine „Typ B"-Krise übergehen.

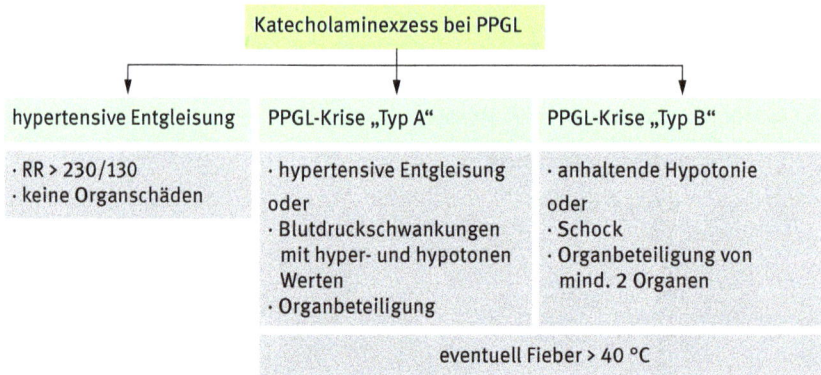

Abb. 8.1: Klinische Manifestationen bei Katecholaminexzess (Quelle: [9]).

8.3.3 Klinik des Phäochromozytoms außerhalb der hypertensiven Entgleisung bzw. der PPGL-Krise

Die klinische Symptomatik von Phäochromozytomen und Paragangliomen außerhalb der hypertensiven Krise ist sehr variabel. Es gibt asymptomatische Verläufe, aber auch Patienten, die an einer Vielzahl von Symptomen leiden. Häufig finden sich Symptome wie Schwitzen, Palpitationen, Kopfschmerzen oder abdominelle Schmerzen, und bei fast allen Patienten liegt eine schwere, meist therapierefraktäre Hypertonie vor. Bei der einen Hälfte ist die Hypertonie permanent, bei der anderen paroxysmal. Auffällig können ein paradoxer Blutdruckanstieg sowie eine Symptomverschlechterung nach Gabe von Betablockern sein.

8.4 Diagnostik

Bei Verdacht auf eine PPGL-induzierte hypertensive Entgleisung oder eine PPGL-Krise muss die Diagnostik umgehend erfolgen, um eine adäquate Therapie einleiten zu können. An ein zugrundeliegendes PPGL ist bei folgenden klinischen Situationen zu denken: therapierefraktäre Hypertonie, unklare Hypotonie oder Schock, akutes Linksherzversagen, insbesondere mit Takotsubo-Kardiomyopathie, Multiorganversagen oder unklare Laktatazidose.

8.4.1 Laborchemische Untersuchungen

Die Diagnosesicherung eines Phäochromozytoms oder Paraglioms erfolgt durch biochemischen Nachweis des Katecholaminexzesses. Initial sollten die Metanephrine

(Metanephrin und Normetanephrin) im Plasma oder im Urin (24 h-Sammelurin) bestimmt werden. Metanephrin und Normetanephrin sind inaktive Metabolite des Adrenalins bzw. Noradrenalins. Beide Verfahren, die Analyse im Plasma und im Urin, weisen eine hohe Sensitivität und Spezifität auf, wobei die Plasma-Metanephrinbestimmung im Notfall praktikabler sein kann, da die Probe möglicherweise schneller analysiert werden kann. Hier ist es wichtig, dass die präanalytischen Bedingungen entsprechend der Angaben des Labors eingehalten werden. Insbesondere sollte der Patient für mindestens 30 min liegen und nüchtern sein (12 h), bevor die Blutentnahme erfolgt, um falsch positive Ergebnisse zu vermeiden. Auch durch Rauchen, Kaffee und bestimmte Medikamente (siehe Tab. 8.3) kann es zu falsch positiven Messwerten kommen, sodass die Medikation immer mit in die Beurteilung der Laborwerte einzubeziehen ist. Erfolgt eine Abklärung bei Verdacht auf PPGL außerhalb einer PPGL-Krise sollten interferierende Medikamente nach Möglichkeit abgesetzt werden. Falsch positive Messwerte können auch durch den individuellen krankheitsbedingten Stress und/oder bei kardialer Dekompensation auftreten. In der PPGL-Krise sind die Werte für Katecholamine und Metanephrine um ein Vielfaches erhöht, sodass lediglich leichte Erhöhungen hier nicht fehlgedeutet werden sollten.

Die Analyse der Proben erfolgt idealerweise mittels Massenspektroskopie. In jedem Fall sind die Methoden- und Labor-spezifischen Referenzwerte bei der Beurteilung der gemessenen Werte unbedingt zu beachten [19].

Tab. 8.3: Medikamente und Substanzen, die Metanephrin- und Katecholaminkonzentrationen in Plasma und 24h-Sammelurin erhöhen können.

Wirkstoff/Wirkstoffgruppe	Beispiele
Trizyklische Antidepressiva	Amitriptylin (Amineurin®), Imipramin, Desipramin (Stangyl®)
Levodopa	Meist kombiniert mit Carbidopa, z. B. Levocomp®
Amphetamine	Amphetamin (Speed), Metamphetamin (Crystal Meth)
Azaspirodecandion-Derivate	Buspironhydrochlorid (Anxut®)
Ethanol	alkoholhaltige Getränke und Speisen
Sympathomimetika	Adrenalin, Dobutamin, Dopamin, Ephedrin (z. B. auch in Wick® MediNait, Etilephrin (Effortil®), Salbutamol und andere inhalative β_2-Mimetika, Methylphenidat (Ritalin®), Terbutalin (Bricanyl®), Xylometazolin (Otriven®)
Absetzen von Sympatholytika	nach Absetzen von Clonidin (Catapresan®), Moxonidin (Cynt®), Doxazosin (Cardular®), Urapidil (Ebrantil®), Mirtazapin (Remergil®), Ergotamin

* vor PPGL-Diagnostik 2 Wochen keine Einnahme bzw. Applikation

8.4.2 Bildgebende Verfahren

Da die Bestimmung der Metanephrine in den meisten Labors nicht täglich erfolgt, kann eine rasche Analyse problematisch sein. Bei dringendem Verdacht auf ein PPGL muss daher ggf. noch vor Erhalt der Analysenergebnisse eine Bildgebung erfolgen. Da ca. 95 % der PPGLs im Bereich des Abdomens und des Beckens zu finden sind, erfolgt primär eine Computertomographie (CT) oder Magnetresonanztomographie (MRT) des Abdomens und des Beckens [20]. Die CT sollte zunächst nativ und dann mit Kontrastmittel erfolgen, um PPGL-typische morphologische Kriterien beurteilen zu können. Die Verwendung niederosmolarer Kontrastmittel hat keinen Einfluss auf die Katecholaminfreisetzung und kann daher bedenkenlos erfolgen [21]. Die Sensitivität der CT liegt bei 88–100 %, eine hohe Spezifität kann mit funktionellen Bildgebungsmethoden ([123]Metaiodobenzylguanidin [^{123}I-MIBG]-Szintigraphie, ^{111}In-Octrotid-Szintigraphie, Fluordesoxyglukose [FDG]- Positronenemissionstomographie [PET] und Somatostatinrezeptor [SSTR]-PET/CT) erreicht werden, die aber in der Notfallsituation keine Rolle spielen [9]. Ist bei instabilem Patienten auch die Durchführung einer CT oder MRT nicht möglich, sollte in diesem Fall eine Sonographie des Abdomens zur Tumorlokalisationsdiagnostik erfolgen, um ggf. größere adrenale bzw. paraaortale PPGLs zu lokalisieren. Bei Paragangliomen kann die Tumorsuche aufgrund der variablen Lokalisationen sehr schwierig sein.

8.4.3 Genetische Diagnostik

Zur Komplettierung der Diagnostik ist eine genetische Diagnostik unbedingt in Erwägung zu ziehen. Häufig finden sich Mutationen (ca. 40 %) in den folgenden Suszeptilitätsgenen: SDHB-, SDHD-, RET- und VHL-Gen. Es gibt aber eine Vielzahl an weiteren bekannten und selteneren Mutationen, die von klinischer Relevanz sind.

8.5 Differentialdiagnosen

Bei der Differentialdiagnose der hypertensiven Krise oder der PPGL-Krise mit Hypertonie müssen bzgl. des Symptoms „Bluthochdruck" andere sekundäre Hypertonien sowie die am häufigsten auftretende essentielle arterielle Hypertonie als zugrundeliegende Erkrankung in Betracht gezogen werden. Bei den sekundären Hypertonien können hier ein Hyperaldosteronismus, eine renale Hypertonie (im Rahmen von primären Nierenerkrankungen, z. B. Glomerulonephritis), Schlafapnoe-Syndrom, Hypercortisolismus, Hyperthyreose, Nierenarterienstenose, Aortenisthmusstenose, Akromegalie sowie neurogene oder psychogene Hypertonieformen ursächlich sein. In der Schwangerschaft treten bei ca. 15 % der Frauen hypertensive Erkrankungen auf, am häufigsten die Präeklampsie, seltener die Eklampsie und das HELLP-Syndrom.

Die im Rahmen der PPGL-Krisen (mit Hypertonie und Hypotonie) auftretenden Endorganschäden sind sehr variabel und müssen von kardiovaskulären, neurologischen, endokrinologischen, immunologischen und psychiatrischen Ursachen abgegrenzt werden. Auch Medikamente und Drogen können ursächlich für eine entsprechende Symptomatik sein. Eine Übersicht über die möglichen Differentialdiagnosen ist in Tab. 8.4 zusammengestellt.

Tab. 8.4: Differentialdiagnosen der PPGL-Krise.

kardiovaskulär	– essenzielle Hypertonie
	– kardiale Dekompensation
	– Lungenödem
	– Synkope
	– orthostatische Hypotonie
	– paroxysmale Herzrhythmusstörungen
	– Angina pectoris
	– Nierenarterienstenose
endokrin	– Thyreotoxikose
	– medulläres Schilddrüsenkarzinom
	– Karzinoid Syndrom
	– Hypoglykämie
	– Menopause
neurologisch	– Schlaganfall
	– transitorisch ischämische Attacke (TIA)
	– posturales orthostatisches Tachykardiesyndrom (POTS)
	– Migräne
	– Epilepsie (vegetative bzw. autonome Anfälle)
psychiatrisch	– Panikattacken
	– Somatisierungsstörung
	– Hyperventilation
pharmakologisch/toxisch	– Sympathomimetika
	– MAO-Hemmer-Therapie in Kombination mit Phenylephrin
	– Kokain, LSD, Phencyclidin (PCP, Angel Dust)
	– Chlorpropamid-Alkohol-Flush
	– Red-Man-Syndrom (durch Antibiotika- und Antimykotika-Gabe)
Sonstige	– Anaphylaxie
	– Mastozytose
	– Flush unklarer Genese
	– septischer Schock
	– Präeklampsie

Da die PPGL-Krise mit Katecholamin-induzierter Kardiomyopathie am häufigsten vorkommt, sind insbesondere kardiologische Differentialdiagnosen sorgfältig abzugrenzen. Dies kann mitunter schwierig sein, da nicht nur klinisch, sondern auch laborchemisch sowie in der apparativen Untersuchung ähnliche Befunde vorliegen können. Es finden sich bei der Katecholamin-induzierten Kardiomyopathie beispielsweise neben der zum akuten Koronarsyndrom/Myokardinfarkt passenden klinischen Symptomatik auch typische EKG-Veränderungen und ein positives Troponin-T, sodass das Risiko besteht, dass es zu einer falschen Diagnosestellung und folglich Einleitung einer nicht adäquaten Therapie kommt.

8.6 Therapie

Phäochromozytome und Paragangliome sind seltene Erkrankungen. Hypertensive Entgleisungen kommen dabei relativ häufig vor, PPGL-Krisen treten bei weniger als 20 % der betroffenen Patienten auf, sodass es nur wenig evidenzbasierte Therapieansätze gibt. Es steht keine offizielle Leitlinie zur Therapie des akuten Katecholaminexzesses zur Verfügung. Wenn möglich, sollte die Betreuung von Patienten mit PPGL-Krisen durch ein interdisziplinäres Team aus Intensivmedizinern, Endokrinologen und Chirurgen mit Spezialisierung für endokrine Chirurgie erfolgen.

8.6.1 Hypertensive Entgleisung bei PPGL

Bei der hypertensiven Entgleisung sind α-Rezeptorantagonisten (α-Blocker) das Mittel der ersten Wahl. Durch die α-Blockade kommt es zur Vasodilatation und damit zur Absenkung des Blutdrucks. Zusätzlich scheinen α-Blocker Herzrhythmusstörungen vorzubeugen [9].

In Deutschland und auch international wird am häufigsten Phenoxybenzamin (Dibenzyran®) eingesetzt. Phenoxybenzamin ist ein irreversibler, nicht selektiver α_1- und α_2-Blocker mit einer relativ langen Halbwertszeit von 24 Stunden. In Deutschland steht nur ein orales Präparat (Dibenzyran® 10 mg Hartkapseln) zur Verfügung. Initial sollte mit 2 × tgl. 10 mg begonnen werden, die Dosis kann dann im Verlauf individuell angepasst werden. Eine Steigerung bis auf 2 × tgl. 40 mg ist möglich. In Einzelfällen liegt die benötigte Dosis erheblich darüber, bei bis zu 250 mg pro Tag [9].

In einigen Ländern steht der α-Blocker Phentolaminmesilat (Regitin®) als i. v.-Präparat zur Verfügung und kann über die internationale Apotheke bestellt werden. Im akuten Notfall ist dies aufgrund der einzuplanenden Lieferzeit sicher keine Option, für spezialisierte Zentren könnte die Verfügbarkeit des Medikaments von Vorteil sein. Phentolaminmesilat ist ein kompetitiver, nicht selektiver α_1- und α_2-Blocker mit einer relativ kurzen Halbwertzeit, sodass die i. v.-Gabe ggf. wiederholt werden oder die Gabe kontinuierlich als Infusion bzw. über den Perfusor erfolgen muss. Die Bolusgaben (2–5 mg über 5 min i. v.) können nach 5 Minuten wiederholt werden. Als Infusion werden 200 mg Phentolaminmesilat in 200 ml Glukose 5 %-Infusionslösung mit einer Infusionsrate von 20–100 mg/h appliziert. Die maximale Dosis liegt bei 1–2 mg/kg/KG pro Tag.

Alternativ steht als intravenös verabreichbares Präparat Urapidil (Ebrantil®), ein selektiver α_1-Blocker, zur Verfügung. Initial werden 10–25 mg (maximal 50 mg) Urapidil langsam injiziert, nach Bedarf und unter Blutdruckkontrolle kann die Gabe nach frühestens 5 Minuten wiederholt werden. Über den Perfusor wird Urapidil (100 mg Urapidil plus 30 ml NaCl 0,9 % oder Glukose 5 %) mit einer Infusionsdosis von 2 mg pro Minute (= 1 ml pro Minute) gestartet und im Verlauf entsprechend des Blutdrucks angepasst. Die Erhaltungsrate liegt bei 9 mg/h.

Als orale Therapiealternative kann der selektive α_1-Blocker Doxazosin (z. B. Cardular®, Doxacor®) eingesetzt werden. Die initiale Dosis beträgt bei der hypertensiven Entgleisung 4 mg 1 × tgl., im Verlauf kann die Dosis auf maximal 16 mg 1 × tgl. gesteigert werden. Es gibt einzelne Fallberichte, bei denen neben Doxazosin auch der orale Kalziumantagonist Nicardipin (Escor®, Nivadil®) erfolgreich zur Blutdrucksenkung bei PPGL eingesetzt wurden [22,23]. Aufgrund seiner blutdrucksenkenden Wirkung sowie des rhythmusstabilisierenden Effekts kann auch Magnesiumsulfat (i. v.) in Kombination mit α-Rezeptorantagonisten verabreicht werden [24].

Bei nicht ausreichender Blutdrucksenkung unter dem Einsatz von α-Rezeptorantagonisten und Magnesiumsulfat können auch Nitroprussidnatrium und Dihydralazin therapeutisch eingesetzt werden (siehe Tab. 8.5).

Der Einsatz von Betablockern darf nicht vor einer suffizienten Therapie mit α-Blockern erfolgen (Tab. 8.1). Betablocker sind Trigger-Substanzen für PPGL-Krisen, deren Einsatz vor α-Blockade in einer PPGL-Krise die klinische Situation verschlechtern kann, da die vasodilatierende Wirkung des Adrenalins über β_2-Rezeptoren verhindert wird. Wird der Betablocker zu früh nach α-Blockade eingesetzt, besteht die Gefahr, dass die hämodynamisch stabilisierende Reflextachykardie, die nach Gabe von α-Blocker auftritt, verhindert wird [9]. Ist die Gabe eines Betablockers aus kardiologischen Aspekten nicht vermeidbar, sollten ausschließlich gut steuerbare Präparate mit kurzer Halbwertszeit in niedriger Dosierung eingesetzt werden, z. B. Esmolol (Brevibloc®). Eine Übersicht über die Medikamente ist in Tab. 8.5 aufgeführt.

Tab. 8.5: Medikamente in der Therapie der hypertensiven Entgleisung und der PPGL-Krise.

Substanzgruppe	Wirkstoffname	Applikation	Dosierung
Hypertensive Entgleisung & PPGL mit Hypertonie			
α-Blocker	Phenoxybenza-min (Dibenzy-ran®)	p. o.	– initial 10 mg 2 × tgl., im Verlauf steigern auf 2 × 40 mg pro Tag
	Phentolamin-mesilat (Regitin®)	i. v.	– Bolus: 2–5 mg über 5 min, ggf. wdh. – Perfusor (200 mg in 200 ml G5 %): Infusionsrate: 20–100 mg/h (max. 1–2 mg/kg/KG pro Tag)
	Urapidil (Ebrantil®)	i. v.	– Bolus: 10–25 mg langsam i. v., ggf. wdh. (frühestens nach 5 min) – Perfusor (100 mg plus 30 ml G5 %): Infusionsrate: initial 2 mg/min, Erhaltungsdosis 9 mg/h
	Doxazosin	p. o.	– initial 1–4 mg 1 × tgl., im Verlauf bis 16 mg 1xtgl.
	Nicardipin (Escor®)	p. o.	– initial 8 mg 1 × tgl., im Verlauf bis 16 mg 1xtgl.
Magnesiumsulfat	z. B. Magneven®	i. v.	– initial 4–6 g (= 80–125 ml) über 5 min, dann 1–2 g/h
Nitroprussidna-trium	z. B. Nipruss®	i. v.	– Infusion/Perfusor (60 mg in 300 ml G5 %): 0,5–5 µg/kgKG/min – wenn mgl. über ZVK, nur unter intensivmedizinischen Bedingungen – cave: Maximaldosis beachten, Gefahr der Cyanidintoxikation, ggf. Kombination mit Natriumthiosulfat
Dihydralazin	Nepresol®	i. v.	– 6,25–12,5 mg langsam i. v., ggf. wdh. (frühestens nach 20–30 min) – Infusion (100 mg in 500 mg NaCl 0,9 %): Infusionsrate: 4 mg/h
β-Blocker*	Esmolol (Brevibloc®)	i. v.	– individuelle Dosistitration – cave: *nur nach α-Blockade!

Tab. 8.5: (fortgesetzt)

Substanzgruppe	Wirkstoffname	Applikation	Dosierung
PPGL mit anhaltender Hypotonie und Schock (zusätzlich Volumensubstitution und ggf.* vorsichtige α-Blockade)			
kristalloide Infusionslösungen	NaCl 0,9 % Glukose 5 %	i. v.	individuelle Dosistitration
Katecholamine	Noradrenalin Dopamin Doputamin Adrenalin	i. v.	

* Der Einsatz von Betablockern darf nicht vor einer suffizienten Therapie mit α-Blockern erfolgen

Während der Akuttherapie der hypertensiven Entgleisung sollte der Patient (nichtinvasiv) überwacht werden. Sollte es unter der Therapie zu hypotonen Blutdrücken kommen, muss mit Volumensubstitution gegengesteuert werden und die medikamentöse Therapie angepasst werden. Nach dauerhafter Stabilisierung des Blutdrucks sollte die Therapie mit einem α-Blocker fortgeführt werden und die Resektion des PPGL mit den entsprechenden präoperativen Maßnahmen geplant werden (siehe 8.6.2).

8.6.2 PPGL-Krise

Bei der PPGL-Krise muss aufgrund der Organbeteiligungen immer eine sofortige Therapieinitiierung erfolgen. Der Patient muss unter Begleitung eines Notarztes in die Klinik gebracht werden und intensivmedizinisch betreut werden. Bei stabiler Hypertonie genügt ein minimalinvasives Monitoring. Bei schwankendem Blutdruck, Hypotonie, Schock und/oder Multiorganversagen ist ein invasives Monitoring notwendig. Der Zieldruck (mittlerer arterielle Druck) liegt bei < 100 mmHg [9]. Aufgrund der häufigen kardialen Beteiligung sollte zusätzlich eine Überwachung der linksventrikulären Funktion mit wiederholten transösophagealen Echokardiographien erfolgen.

Wie auch bei der hypertensiven Entgleisung ohne Organbeteiligung stellt die α-Blockade die wichtigste therapeutische Maßnahme dar, um dem Katecholaminexzess entgegenzuwirken. Eingesetztes Präparat, Dosis und Applikationsart sind abhängig von der Klink (Präparate und Dosierungen siehe 8.6.1 und Tab. 8.5). Zu erwähnen ist hier, dass der Inhalt der Phenoxybenzamin-Kapseln auch über eine nasogastrale Sonde appliziert werden kann.

Bei Patienten mit anhaltender Hypotonie und Schock scheint der Einsatz von α-Blockern aufgrund der Gefahr der Aggravation der Hypotonie durch die Vasodilatation nicht sinnvoll. Pathophysiologisch ist die Überstimulation der α-Rezeptoren aber ursächlich für die meisten klinischen Symptome, sodass eine vorsichtige α-Blockade auch bei PPGL-Krise mit Hypotonie in Erwägung gezogen werden sollte. Die Mortalität ist bei PPGL-Krisen mit anhaltender Hypotonie oder Schock höher, wenn keine α-Rezeptorblockade erfolgt (52 %, n = 21 versus 0 %, n = 19) [9]. Um der Hypotonie entgegenzuwirken ist die Volumensubstitution mit kristalloiden Infusionslösungen eine der wichtigsten therapeutischen Maßnahmen bei der PPGL-Krise mit Hypotonie. Die Infusionsmenge muss individuell an die hämodynamische Situation und unter Berücksichtigung der kardiopulmonalen Komorbiditäten (z. B. Kardiomyopathie, Lungenödem) angepasst werden. Ggf. müssen auch kardiale Assist-Systeme eingesetzt werden.

Da es durch den Katecholaminexzess zu einer Desensibilisierung der Adrenozeptoren kommt, ist der therapeutische Einsatz von Katecholaminen von fraglichem Nutzen. Bedingt durch die Seltenheit der Erkrankung gibt es keine prospektiven, randomisierten Studien, in denen der Einsatz von Katecholaminen untersucht wurde. Es gibt aber Fallberichte, in denen Katecholamine (Dopamin, Noradrenalin, Dobutamin und Adrenalin) mit Erfolg in der Therapie der PPGL-Krise mit Hypotonie eingesetzt wurden [25,26]. Zu erwähnen ist hier, dass zusätzlich zu der medikamentösen Therapie kardiale Assist-Systeme wie die intraaortale Ballonpumpe (IABP), extrakorporale Membranoxygenierung (ECMO) und kardiopulmonaler Bypass (CPB) eingesetzt wurden. Mit einer IABP ist der Einsatz von α-Rezeptorantagonisten möglich, da durch den Effekt der intraaortalen Ballongegenpulsation das Herzzeitvolumen deutlich gesteigert wird und die koronare und zerebrale Perfusion gesteigert wird. Die Überlebensrate von Patienten mit PPGL-Krisen mit anhaltender Hypotonie und Schock lag bei 92 % (n = 24), wenn kardiale Assist-Systeme eingesetzt wurden, wobei die Überlebensrate ohne diese Hilfsmittel bei nur 44 % (n = 16) lag [9]. Auch die Gabe des Kalzium-Sensitizers Levosimendan (Simsax®) sowie von Vasopressin wurden beschrieben [23,27].

Wenn eine PPGL-Krise durch medikamentöse Therapie nicht kontrolliert werden kann, muss eine Notfall-OP zur Entfernung des PPGLs in Erwägung gezogen werden, um den Katecholaminexzess schnellstmöglich zu terminieren [28]. Zur präoperativen Stabilisierung und Ermöglichung des Einsatzes von α-Rezeptorantagonisten kann hier der Einsatz von kardialen Assist-Systemen notwendig sein.

Idealerweise sollte die Tumorresektion allerdings beim stabilen Patienten und nach ausreichender Aufsättigung mit α-Rezeptorantagonisten erfolgen, um die perioperativen Komplikationen zu minimieren [2]. Da auch nach Stabilisierung des Patienten das Risiko eines Rezidivs einer Krise besteht, sollte eine Tumorresektion aber immer so schnell wie möglich erfolgen.

8.6.3 Präoperative Maßnahmen

Bei Patienten mit sekretorischen PPGLs sollte immer eine Tumorresektion angestrebt werden, da PPGL-Krisen theoretisch bei jedem Patienten auftreten können und mit einer hohen Letalität einhergehen. Die Tumorresektion sollte von einem erfahrenen endokrinen Chirurgen durchgeführt werden, wobei die medikamentöse Vorbereitung für die perioperative Risikominimierung ausschlaggebend ist. Traditionell erfolgt präoperativ, über einen Zeitraum von 10–14 Tagen, eine Aufsättigung mit Phenoxybenzamin (beginnend mit 2 × 10 mg tgl., Steigerung bis zu einer Dosis von 1 mg/kg/d). Es liegen keine prospektiven, randomisierten Studien zu Prämedikationskonzepten vor, aber es zeigt sich in mehreren retrospektiven Studien, dass auch die selektiven α_1-Blocker (z. B. Doxazosin) ohne ein höheres perioperatives Risiko eingesetzt werden können [29]. Bei unzureichender Blutdruckkontrolle unter α-Blockade können zusätzlich Kalziumantagonisten (Nifedipin, Amlodipin) eingesetzt werden [19]. In seltenen Fällen müssen zur Herzfrequenzkontrolle auch Betablocker eingesetzt werden, wobei dies nur nach mindestens 3–4-tägiger α-Blockade erfolgen darf.

Während der Operation sollten zur Blutdruckkontrolle auch α-Blocker und ggf. Kalziumantagonisten eingesetzt werden.

Literatur

[1] Kakoki K, Miyata Y, Shida Y, et al. Pheochromocytoma multisystem crisis treated with emergency surgery: a case report and literature review. BMC Res Notes. 2015;8:758.

[2] Scholten A, Cisco RM, Vriens MR, et al. Pheochromocytoma crisis is not a surgical emergency. J Clin Endocrinol Metab. 2013;98:581–91.

[3] Chen H, Sippel RS, O'Dorisio MS, et al. The North American Neuroendocrine Tumor Society consensus guideline for the diagnosis and management of neuroendocrine tumors: pheochromocytoma, paraganglioma, and medullary thyroid cancer. Pancreas. 2010;39:775–83.

[4] Manger WM, Gifford RW. Pheochromocytoma. J Clin Hypertens (Greenwich). 2002;4:62–72.

[5] Neumann HP, Pawlu C, Peczkowska M, et al. Distinct clinical features of paraganglioma syndromes associated with SDHB and SDHD gene mutations. JAMA. 2004;292:943–51.

[6] Guerrero MA, Schreinemakers JM, Vriens MR, et al. Clinical spectrum of pheochromocytoma. J Am Coll Surg. 2009;209:727–32.

[7] Amar L, Bertherat J, Baudin E, et al. Genetic testing in pheochromocytoma or functional paraganglioma. J Clin Oncol. 2005;23:8812–8.

[8] Burnichon N, Rohmer V, Amar L, et al. The succinate dehydrogenase genetic testing in a large prospective series of patients with paragangliomas. J Clin Endocrinol Metab. 2009;94:2817–27.

[9] Whitelaw BC, Prague JK, Mustafa OG, et al. Phaeochromocytoma [corrected] crisis. Clin Endocrinol (Oxf). 2014;80:13–22.

[10] Brouwers FM, Eisenhofer G, Lenders JW, Pacak K. Emergencies caused by pheochromocytoma, neuroblastoma, or ganglioneuroma. Endocrinol Metab Clin North Am. 2006;35:699–724, viii.

[11] Lassnig E, Weber T, Auer J, Nomeyer R, Eber B. Pheochromocytoma crisis presenting with shock and tako-tsubo-like cardiomyopathy. Int J Cardiol. 2009;134:e138-40.

[12] Kimura S, Mitsuma W, Ito M, et al. Inverted Takotsubo contractile pattern caused by pheochromocytoma with tall upright T-waves, but not typical deep T-wave inversion. Int J Cardiol. 2010;139:e15-7.

[13] Bornstein SR, Ehrhart-Bornstein M, Gonzalez-Hernandez J, Schroder S, Scherbaum WA. Expression of interleukin-1 in human pheochromocytoma. J Endocrinol Invest. 1996;19:693–8.

[14] Minetto M, Dovio A, Ventura M, et al. Interleukin-6 producing pheochromocytoma presenting with acute inflammatory syndrome. J Endocrinol Invest. 2003;26:453–7.

[15] Vanderveen KA, Thompson SM, Callstrom MR, et al. Biopsy of pheochromocytomas and paragangliomas: potential for disaster. Surgery. 2009;146:1158–66.

[16] Dabbous A, Siddik-Sayyid S, Baraka A. Catastrophic hemodynamic changes in a patient with undiagnosed pheochromocytoma undergoing abdominal hysterectomy. Anesth Analg. 2007;104:223–4.

[17] Mannelli M, Lenders JW, Pacak K, Parenti G, Eisenhofer G. Subclinical phaeochromocytoma. Best Pract Res Clin Endocrinol Metab. 2012;26:507–15.

[18] Larouche V, Garfield N, Mitmaker E. Extreme and Cyclical Blood Pressure Elevation in a Pheochromocytoma Hypertensive Crisis. Case Rep Endocrinol. 2018;2018:4073536.

[19] Lenders JW, Duh QY, Eisenhofer G, et al. Pheochromocytoma and paraganglioma: an endocrine society clinical practice guideline. J Clin Endocrinol Metab. 2014;99:1915–42.

[20] Bravo EL. Evolving concepts in the pathophysiology, diagnosis, and treatment of pheochromocytoma. Endocr Rev. 1994;15:356–68.

[21] Baid SK, Lai EW, Wesley RA, et al. Brief communication: radiographic contrast infusion and catecholamine release in patients with pheochromocytoma. Ann Intern Med. 2009;150:27–32.

[22] Abe I, Nomura M, Watanabe M, et al. Pheochromocytoma crisis caused by Campylobacter fetus. Int J Urol. 2012;19:465–7.

[23] Sojod G, Diana M, Wall J, et al. Successful extracorporeal membrane oxygenation treatment for pheochromocytoma-induced acute cardiac failure. Am J Emerg Med. 2012;30:1017 e1-3.

[24] James MF, Cronje L. Pheochromocytoma crisis: the use of magnesium sulfate. Anesth Analg. 2004;99:680–6, table of contents.

[25] Chao A, Yeh YC, Yen TS, Chen YS. Phaeochromocytoma crisis–a rare indication for extracorporeal membrane oxygenation. Anaesthesia. 2008;63:86–8.

[26] Park SM, Kim DH, Kwak YT, et al. Pheochromocytoma-induced cardiogenic shock rescued by percutaneous cardiopulmonary bypass system. Circ J. 2009;73:1753–5.

[27] Lord MS, Augoustides JG. Perioperative management of pheochromocytoma: focus on magnesium, clevidipine, and vasopressin. J Cardiothorac Vasc Anesth. 2012;26:526–31.

[28] Uchida N, Ishiguro K, Suda T, Nishimura M. Pheochromocytoma multisystem crisis successfully treated by emergency surgery: report of a case. Surg Today. 2010;40:990–6.

[29] Kocak S, Aydintug S, Canakci N. Alpha blockade in preoperative preparation of patients with pheochromocytomas. Int Surg. 2002;87:191–4.

9 Hypophysäres Koma

Wilhelm Krone

9.1 Einleitung

Eine hypophysäre Vorderlappeninsuffizienz kann schleichend oder plötzlich auftreten und dementsprechend mit leichten oder schwerwiegenden Symptomen einhergehen. Die Sekretion eines, mehrerer oder aller Hypophysenhormone kann betroffen sein. Ein seltener, jedoch lebensbedrohlicher Notfall stellt das hypophysäre Koma dar, das insbesondere durch die Insuffizienz der corticotropen (ACTH) und thyreotropen (TSH) Achsen charakterisiert ist.

9.2 Ätiologie

Ein hypophysäres Koma kann auftreten bei insuffizienter Substitution einer bekannten oder nicht vorbekannten Hypophyseninsuffizienz, insbesondere bei Stresssituationen durch fieberhafte Infekte, Diarrhoen, Erbrechen, operative Eingriffe oder Bestrahlungen. Ursachen für akute hypophysäre Insuffizienzen sind u. a. Schädel-Hirn-Traumata, Hirnblutungen, Apoplexien, neurochirurgische Eingriffe, große Hypophysentumore und Einblutungen sowie das Sheehan-Syndrom.

9.3 Klinische Präsentation

Das klinische Bild ist charakterisiert durch den akuten Mangel an Cortisol und Schilddrüsenhormonen. Leitsymptome sind neben neurologischen Symptomen wie Somnolenz bis hin zum komatösen Zustand: Bradykardie, Hypotonie, Hautblässe, Muskelschwäche, Hypothermie, Hypoventilation (respiratorische Azidose), Übelkeit und Erbrechen. Das erste Symptom eines Sheehan-Syndroms kann ein postpartal ausbleibender Milchfluss (Agalaktie) sein. Je nach Ausprägung des hypophysären Komas kann die klinische Symptomatik einer Addison-Krise oder einem Myxödemkoma gleichen.

9.4 Diagnostik

Labor
Typischerweise sind Cortisol und ACTH sowie TSH, fT3 und fT4 stark erniedrigt oder nicht nachweisbar. Auch LH und FSH sowie IGF-1 sind deutlich erniedrigt. Die Ergebnisse dieser Laborwerte – insbesondere die des Cortisols – dürfen bei Verdacht auf hypophysäres Koma nicht abgewartet werden, sondern eine Therapie mit Hydrocorti-

https://doi.org/10.1515/9783110591811-009

son i. v. und – zeitversetzt – Levothyroxin i. v. sowie Flüssigkeitssubstitution muss sofort eingeleitet werden.

Es findet sich weiter typischerweise eine Verminderung der Blutzuckerkonzentration und des Serum-Natriums sowie eine respiratorische Azidose. Renin ist deutlich erhöht.

Bildgebung

Nach Stabilisierung des Patienten sollte eine MRT-Untersuchung der Hypophyse erfolgen, um die Ätiologie des hypophysären Komas einzugrenzen.

Differentialdiagnostik

Andere Ursachen für ein Koma müssen ausgeschlossen werden. Dazu zählen u. a.: diabetisches Koma (hyperosmolares Koma und Ketoazidose) und hypoglykämischer Schock, Myxödem und Addison-Krise anderer Genese, zerebrale Störungen und Intoxikationen.

9.5 Therapie

Bei V. a. ein hypophysäres Koma muss der Patient intensivmedizinisch betreut und sofort Blut für Hormonanalysen (ACTH, Cortisol, fT3, fT4, TSH) asserviert werden. Es muss dann unverzüglich die Therapie mit Hydrocortison 100 mg i. v. als Bolus eingeleitet werden, gefolgt von 100–200 mg Hydrocortison kontinuierlich per Infusionen über 24 h. Bei Vorliegen einer Hypothyreose erfolgt nach Eingang des Labors ca. 12 h nach der Gabe von Hydrocortison die Substitution mit 500 µg L-Thyroxin als Bolus i. v. und anschließend 100 µg/d i. v. Die sofortige Gabe von Schilddrüsenhormon würde den Glukokortikoidbedarf erhöhen und damit die Symptome der sekundären Nebenniereninsuffizienz verstärken. Das Volumendefizit und die Hypoglykämie werden durch die Substitution mit isotonischer Kochsalzlösung und Glukoselösung korrigiert.

Bei gleichzeitigem Ausfall des Hypophysenhinterlappens muss die Gabe von 4 mg Desmopressin i. v. oder s. c. unter ausreichender Flüssigkeitszufuhr erfolgen. Die weitere Dosierung des Desmopressins richtet sich nach entsprechender Volumenbilanzierung und Elektrolytkontrolle. Bei Hypothermie muss eine langsame Erwärmung des Körpers erfolgen.

Weitere intensivmedizinische Maßnahmen erfolgen wie in Kap. 7 „Addison-Krise" und Kap. 4 „Myxödemkoma" beschrieben.

Zusammenfassung zum hypophysären Koma

Definition: Akuter lebensbedrohlicher Ausfall der kortiko- und thyreotropen Achsen

Ätiologie: Insuffiziente Substitution einer bekannten oder nicht vorbekannten Hypophysenvorder-lappeninsuffizienz, Schädel-Hirn-Trauma, neurochirurgischer Eingriff, Sheehan-Syndrom u. a.

Klinische Präsentation: Somnolenz bis hin zum Koma, Bradykardie, Hypotonie, Hypothermie, Hypoventilation mit respiratorischer Azidose, Hautblässe

Diagnose:
- Labor: ACTH, Cortisol, TSH, fT3, fT4 niedrig oder nicht nachweisbar. Blutzucker und Serum-Natrium erniedrigt, respiratorische Azidose
- Bildgebung: Hypophysen-MRT

Differentialdiagnose: Andere Komaformen: Addison-Krise, Myxödem, Ketoazidose, hyperosmolares Koma u. a.

Therapie: Asservierung von Blut für Bestimmung von ACTH, Cortisol, TSH, fT3, fT4. Sofortige Gabe von 100 mg Hydrocortison i. v. als Bolus, gefolgt von 100–200 mg i. v. über 24 h. Ca. 12 h nach Hydrocortisongabe Applikation von 500 Microgramm L-Thyroxin i. v., anschließend 100 Micro-gramm/die i. v.
Intensivmedizinische Behandlung mit Substitution isotonischer Kochsalz- und Glukoselösungen

Besonderheiten: Hydrocortisongabe muss vor Applikation des L-Thyroxin erfolgen. Bei Diabetes insipidus Gabe von anfänglich 4 mg Desmopressin i. v./s. c.

Literatur

Hermann BL, Mann K. Das hypophysäre Koma. Internist. 2003;44:1253–9.
Kann PH. Hypophysäres Koma. Med. Klin. Intensivmed Notfmed. 2012;107:460–3.
Schneider HJ, et al. Hypopituitarism. Lancet. 2007;369:1461–70.

10 Porphyrien

Michael Faust

10.1 Einleitung

Bei den Porphyrien handelt sich um erblich bedingte Störungen der Hämbiosynthese. Häme spielen als prosthetische Gruppen einer Vielzahl von Enzymen eine wichtige Rolle bei der Bindung und dem Transport von Sauerstoff (z. B. Hämoglobin), aber auch als Katalysatoren komplexer biochemischer Reaktionen (z. B. Cytochrome). Durch Akkumulation von Zwischenprodukten der mehrschrittigen Synthese kann es – je nachdem welches Enzym betroffen ist – zu akuten neuroviszeralen Symptomen (akute Porphyrien siehe Tab. 10.1) oder zu eher chronischen Hautsymptomen (kutane Porphyrien) kommen. Die akuten Porphyrien, insbesondere die akut intermittierende Porphyrie (AIP), können zu lebensbedrohlichen Schüben führen. Da die chronisch-kutanen Porphyrieformen in aller Regel nicht zu bedrohlich akuten Krankheitsbildern führen, wird im Folgenden hauptsächlich auf die akuten Porphyrieformen eingegangen.

Tab. 10.1: Akute hepatische Porphyrien.

	Abkürzung	betroffenes Enzym
akut intermittierende Porphyrie	AIP	Porphobilinogen-Desaminase
Porphyria variegata	VP	Protoporphyrinogen-Oxidase
Hereditäre Koproporphyrie	HCP	Koproporpyrinogen-Oxidase
Aminolävulinat-Dehydratase-Defekt-Porphyrie	ALA-D-DP	Aminolävulinat-Dehydrase

10.2 Epidemiologie

Die klinisch manifesten akuten Porphyrien stellen ein seltenes Krankheitsbild dar. Die Inzidenz ist regional sehr unterschiedlich (z. B. höher im nördlichen Skandinavien oder Südafrika) und wird für Europa mit ca. 0,2 pro eine Million Einwohner angegeben. Die Prävalenz in Europa liegt bei ca. 10 pro eine Million Einwohner. Die akuten Porphyrien werden autosomal vererbt. Da nur eine sehr geringe Penetranz vorliegt, wird die Zahl asymptomatischer Genträger ca. 100-mal höher eingeschätzt. Unter den akuten Porphyrieunterformen ist die akut intermittierende Porphyrie (AIP) mit Abstand die häufigste. Im deutschen „Competence Center for Porphyria Diagnosis and Consultation" wurden zwischen 1965 und 2017 ca. 1000 Fälle akuter hepatischer Porphyrien diagnostiziert, davon über 800 als Akute intermittierende Porphyrie [1]. Die akuten Porphyrien treten klinisch selten vor der Pubertät auf. Die meisten Patienten erleben ihren ersten Schub im Alter zwischen 20 und 40 Jahren. Obgleich

https://doi.org/10.1515/9783110591811-010

bei autosomalem Erbgang die Häufigkeit von Mutationen zwischen den Geschlechtern nicht differiert, treten klinisch manifeste akute Porphyrien bei Frauen im gebärfähigen Alter etwa fünfmal häufiger als bei Männern auf.

10.3 Pathophysiologie

Die Hämbiosynthese ist ein achtschrittiger Prozess (s. Abb. 10.1), welcher in praktisch allen Zellen vorkommt [2]. Ausgangspunkte sind die Aminosäuren Glycin und Succinyl Coenyzm A, welche mithilfe des Enzyms Delta-Aminolävulinsäure-Synthetase (ALAS) zu Delta-Aminolävulinsäure (ALA) synthetisiert werden. Dies ist auch der geschwindigkeitsbestimmende Schritt der gesamten Hämsynthese, welcher im Sinne eines negativen Rückkopplungsmechanismus durch das Endprodukt der Synthese Häm gehemmt wird. Das Enzym kommt in zwei Isoformen (ALAS1 und ALAS2) vor. ALAS2 wird überwiegend in erythropoetischen Zellen des Knochenmarks exprimiert. Hier findet auch ca. 80 % der gesamten Hämsynthese des Körpers statt. ALAS1 wird in vielen anderen Körperzellen, insbesondere aber in den Leberzellen exprimiert, wo es vor allem die Bildung von Häm-haltigen Cytochromen katalysiert. Während ALAS2 vor allem durch Eisenmangel induziert wird, ist der wesentliche Trigger der ALAS1-Induktion eine intrazelluläre Verarmung an Häm. Allerdings ist die Promoter-Region von ALAS1 komplex, und über verschiedene Transkriptionsfaktoren

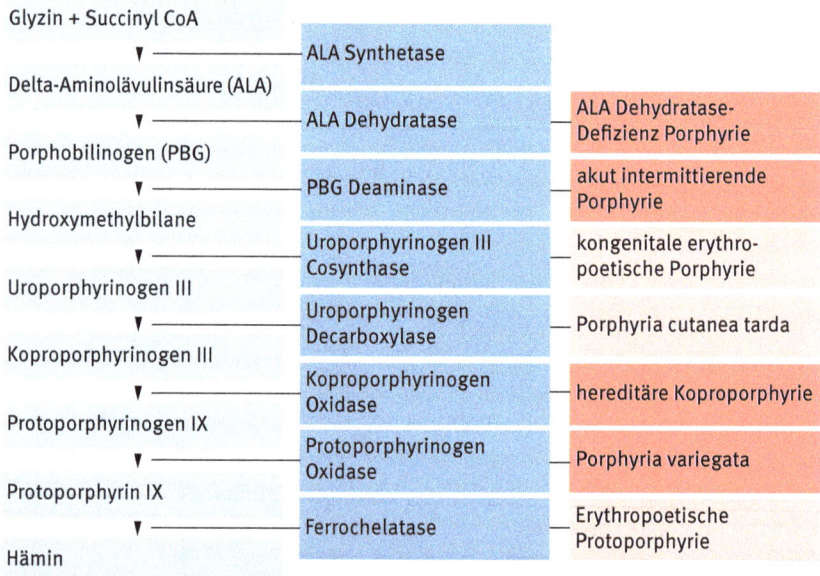

Abb. 10.1: Schematische Darstellung der Häminsynthese. In den hellblauen Feldern sind die Substrate und Zwischenprodukte der Häminsynthese dargestellt, in den dunkelblauen Feldern die beteiligten Enzyme. Die roten Felder bezeichnen die Erkrankungen bei Defekten der jeweiligen Enzyme.

können auch z. B. Glukosekonzentrationen oder Geschlechtshormone die Genaktivität des Enzyms beeinflussen [3].

Alle Enzyme der mehrschrittigen Hämsynthese können durch Mutationen in ihrer Aktivität verändert werden. Je nachdem, welches Enzym betroffen ist, können sich die verschiedenen Unterformen der Porphyrien ausbilden. Da in der Regel ein heterozygoter Zustand vorliegt, wird die Synthese des Endprodukts zunächst um ca. 50 % vermindert. Kompensatorisch wird der gesamte Syntheseweg hochreguliert, so dass es in der Regel nicht zu einem detektierbaren bzw. klinisch auffälligen Mangel an Häm-haltigen Enzymen kommt. Aufgrund des jeweiligen Enzymblocks kommt es aber zur Akkumulation der jeweiligen Präkursoren, welche toxisch wirken können.

Sind diese Präkursoren gut wasserlöslich, verteilen sie sich im gesamten Körper und können insbesondere zur Schädigung von Nerven führen. In diesen Fällen resultieren die Krankheitssymptome der akuten Porphyrien mit schubförmigen abdominellen Schmerzen (autonome viszerale Neuropathie), proximaler Muskelschwäche bis hin zur Parese, aber auch zentralnervösen Störungen im Sinne hirnorganischer Psychosyndrome. Gelegentlich kann sich im Schub auch eine Hyponatriämie, am ehesten durch inadäquate Freisetzung des antidiuretischen Hormons (SIADH) zeigen, welche die neurologische Symptomatik verstärken kann bis hin zu generalisierten Krampfanfällen.

Die Schübe der akuten Porphyrien werden meist durch zusätzliche Induktion des ohnehin gesteigerten Hämsynthesewegs durch Medikamente, Stress, Hormone (Progesteron) oder Fasten ausgelöst.

Die Akkumulation fettlöslicher Präkursoren führt nur selten zu akuten neuroviszeralen Symptomen. Vielmehr können durch Einlagerung in der Haut meist photosensible, chronische, blasenbildende Hautveränderungen entstehen.

Durch vermehrte Ausscheidung von Hämpräkursoren (Porphyrine) mit dem Urin kann sich dieser rötlich verfärben.

10.4 Klinische Präsentation

Die meisten Patienten mit einer pathogenen Mutation für eine akute Porphyrie erkranken niemals im Leben [4]. Die Patienten, die tatsächlich erkranken, sind außerhalb eines akuten Schubes meist völlig symptomlos. Im Schub entwickeln praktisch alle Patienten mehr oder minder starke diffuse abdominelle Schmerzen (Pseudoperitonismus), welche kolikartig imponieren können. Häufig werden die Schmerzen von Inappetenz, Übelkeit, Erbrechen und Obstipation begleitet.

Oft findet sich eine Sinustachykardie, meist auch ein erhöhter Blutdruck.

Bei etwa einem Drittel der Patienten lässt sich eine rötliche Verfärbung des Urins beobachten.

Meist zeitgleich mit den abdominellen Beschwerden treten bei mehr als der Hälfte der Patienten neuropsychiatrische Symptome in einer großen Bandbreite und mit unterschiedlichem Schweregrad auf. Diese Symptome können von leichter Depressivität, Ängstlichkeit oder Agitiertheit bis hin zu schweren paranoiden produktiven Psychosen, Delir oder Koma reichen. Typisch ist auch eine erhöhte allgemeine Schmerzempfindlichkeit. Eine seltene Sonderform ist das Posteriore Reversible Enzephalopathie Syndrom (PRES), welches als reversibler kortikaler Visusverlust mit entsprechenden MR-tomographischen Veränderungen imponiert.

Bei begleitender schwerer Hyponatriämie können die entsprechenden typischen Symptome (Gangunsicherheit, kognitive Einschränkung, Übelkeit, Krampfanfall) hinzutreten

Bei einem Teil der Patienten kann es im akuten Schub auch zur Schädigung peripherer Nerven mit der Entwicklung einer Polyneuropathie und meist proximal betonten Paresen kommen. Die Paresen entwickeln sich häufig an den Streckmuskeln der Beine zuerst und sind meist symmetrisch. Im Verlauf können sich auch Tetraparesen bis hin zur Ateminsuffizienz entwickeln.

Bei den selteneren Formen der Porphyria variegata und der hereditären Koproporphyrie können sich neben den neuroviszeralen Symptomen auch Hautveränderungen wie Blasenbildung an lichtexponierten Stellen ausbilden.

10.5 Diagnostik

Das gleichzeitige Auftreten akuter viszeraler Symptomatik zusammen mit neuropsychiatrischen Symptomen sollte immer an akute Porphyrien denken lassen. Die Diagnose wird durch Nachweis erhöhter Porphyrinvorläufer im Urin gestellt.

Da es sich um eine genetische Erkrankung handelt, ist auf die Familienanamnese besonderen Wert zu legen. Wenn Verwandte ebenfalls unter schubförmigen neuroviszeralen Symptomen leiden oder gar die Diagnose einer Porphyrie in der Familie bereits gestellt wurde, wird die Verdachtsdiagnose schnell gestellt werden können. Aufgrund der geringen Penetranz schließt eine leere Familienanamnese eine akute Porphyrie jedoch keinesfalls aus. Bei einem Drittel der Fälle tritt eine intermittierende rötliche Verfärbung des Urins auf, nach der die Patienten befragt werden können. Häufig lassen sich anamnestisch unmittelbar vor dem Schub auslösende Ereignisse wie körperlicher oder psychischer Stress oder Infekte erfragen. Insbesondere sollte die kurzfristige Medikamentenanamnese sorgfältig erstellt werden. Hierbei ist auf Medikamente zu achten, welche die Hämsynthese induzieren und somit schubauslösend wirken können.

In der körperlichen Untersuchung zeigt sich im Schub meist ein diffus druckschmerzhaftes Abdomen ohne punctum maximum. Gelegentlich ist die Peristaltik vermindert bis hin zum paralytischen Ileus. Häufig findet sich eine Tachykardie, oft auch eine arterielle Hypertonie.

Bei der neurologischen Untersuchung können eine symmetrische beinbetonte proximale Muskelschwäche, ggf. auch sensible Ausfälle festgestellt werden.

Laborchemische Veränderungen

Das Routinelabor ist meist wenig verändert. Gelegentlich findet sich ein erniedrigter Serum-Natriumwert mit verminderter Serumosmolalität. Im korrespondierenden Urin ist die Natriumexkretion im Sinne eines SIADH nicht vermindert.

Entscheidend ist der Nachweis von deutlich erhöhten Gesamtporphyrinen, Delta-Aminolävulinsäure und insbesondere Porphobilinogen im Urin. Im Schub einer akuten Porphyrie sind die Werte meist auf mehr als das 5- bis 10-fache des oberen Normbereichs erhöht. Eine Bestimmung im Spontanurin (10 ml) ist ausreichend, idealerweise sollten die Werte auf Urin-Kreatinin (Ratio) bezogen werden. Die Probe sollte lichtgeschützt in das Labor transportiert werden. Da bei einer Reihe von Erkrankungen unspezifische geringgradige Erhöhungen der Porphyrine möglich sind, sollte eine quantitative Methode bevorzugt werden. Sind in einem vermuteten Schub die Werte im Normbereich, so kann eine akute Porphyrie praktisch ausgeschlossen werden. Die Bestimmung sollte möglichst sofort, in jedem Fall aber innerhalb von 24 Stunden durchgeführt werden. Wenn das lokale Labor nicht über die entsprechende Methodik verfügt, ist ein schneller lichtgeschützter Transport (idealerweise bei 4° C) in das nächstverfügbare spezialisierte Labor zu organisieren. Auf Bestimmungen im Sammelurin sollte verzichtet werden, da sie die Diagnostik verzögern, die Aussagekraft im Akutfall nicht höher ist und präanalytische Fehler (Sammelfehler, fehlender Lichtschutz) häufig vorkommen.

In einigen Speziallaboratorien kann ergänzend entweder eine erythrozytäre Enzymaktivitätsbestimmung aus Heparinblut oder eine Fluoreszenz-Emissionsspektroskopie (Plasma-Scan) aus EDTA-Blut durchgeführt werden.

Bei Patienten mit akuten hepatischen Porphyrien bleiben die Präkursoren auch nach einem Schub über sehr lange Zeit deutlich erhöht. Somit kann die Diagnose auch noch nach Abklingen der Symptomatik post hoc gestellt werden [5].

Im Intervall kann durch Einsenden von Plasma, Urin und Stuhl in hierfür spezialisierte Labore biochemisch zwischen den einzelnen Unterformen der Porphyrie unterschieden werden.

Zur Bestätigung der Diagnose – nicht aber primär zur Diagnosestellung – können die Gene der vermutlich betroffenen Enzyme auf pathogene Mutationen hin untersucht werden. Hierbei wird eine große Heterogenität beobachtet. Allein für die akut intermittierende Porphyrie (AIP) wurden an die 300 Mutationen im entsprechenden Gen für die Porphobilinogen-Desaminase beschrieben [3]. Bislang konnte keine klare Korrelation von bestimmten Mutationen mit dem Schweregrad der Erkrankung nachgewiesen werden.

Die humangenetische Untersuchung von Verwandten an akuter Porphyrie Erkrankter wird kontrovers diskutiert. Aufgrund der geringen Penetranz ist es wahrscheinlich, dass selbst bei Nachweis einer Mutation niemals im Leben ein Schub auftritt. Solche Betroffenen sind womöglich unnötigerweise zeitlebens verunsichert. Andererseits können auch bei Anlageträger prophylaktisch potenziell schubauslösende Medikamente vermieden werden, und einige Daten zeigen, dass auch bei nicht klinisch erkrankten Anlageträgern das Risiko für hepatozelluläre Karzinome (HCC) möglicherweise erhöht ist und diese Personen entsprechenden Vorsorgeuntersuchungen zugeführt werden sollten. In jedem Fall ist eine gründliche humangenetische Aufklärung notwendig.

Differentialdiagnosen

Bei den klinisch häufig im Vordergrund stehenden abdominellen Schmerzen sind alle Differentialdiagnosen des akuten Abdomens, wie Appendizitis, Pankreatitis, Gallen- oder Nierenkoliken, chronisch oder akut entzündliche Darmerkrankungen oder ein Ileus zu bedenken. In der Regel finden sich bei diesen Erkrankungen jedoch keine neurologisch-psychiatrischen Symptome, dafür meist deutliche erhöhte Entzündungswerte, die bei den Porphyrien zunächst nicht wesentlich erhöht sind.

Die symmetrischen Paresen lassen an ein Guillain-Barré-Syndrom denken, bei dem es aber in der Regel nicht zu abdominellen Schmerzen kommt.

Eine erhöhte Porphyrinausscheidung im Urin ohne klinische Symptomatik für eine akute Porphyrie findet sich vor allem bei der sogenannten sekundären Koproporphyrinurie und Protoporphyrinämie. Hierbei handelt es sich um biochemische Mitreaktionen des Porphyrinstoffwechsels ohne eigenständige klinische Bedeutung bei einer Reihe heterogener Erkrankungen wie chronischen Lebererkrankungen, Störungen des Eisenstoffwechsels oder bei hämatologischen Erkrankungen.

10.6 Therapie

Bei deutlichem Verdacht auf das Vorliegen eines Schubes einer akuten Porphyrie ist die Therapie möglichst rasch, ggf. auch vor endgültiger Diagnosesicherung einzuleiten. Wichtigste Maßnahme ist die Identifizierung schubauslösender Trigger, insbesondere Medikamente sowie die möglichst rasche Einleitung einer spezifischen Therapie.

Allgemeinmaßnahmen

Die wichtigste Maßnahme ist die Vermeidung von Medikamenten, die den Porphyrieschub unterhalten können. Es sollten nur sichere Medikamente verwendet werden. Schubauslösend sind vor allem Arzneimittel, welche zu einer Induktion des hepatischen Cytochromsystems führen. Unter der Internetadresse www.drugs-porphyria. org findet sich eine aktuelle Listung sicherer und unsicherer Medikamente.

Da die Patienten oft unter erheblichem Stress stehen und Stress den Porphyrieschub unterhalten kann, ist eine Abschirmung der Patienten häufig sinnvoll. Auf eine ausreichende Kalorien- bzw. Kohlenhydratzufuhr sollte geachtet werden, ggf. mit Hilfe von Glukoselösungen. Bei schwereren Schüben ist eine intensivmedizinische Überwachung notwendig.

Mittel der Wahl bei schweren Schüben ist die intravenöse Gabe von Häm, welches in Europa als Hämarginat (Normosang®) verfügbar ist [6]. An bis zu vier konsekutiven Tagen sollten 3 mg/kg Körpergewicht, maximal jedoch 250 mg aufgelöst in 100 ml Kochsalzlösung intravenös und lichtgeschützt infundiert werden. Eine Ampulle Normosang® enthält 250 mg Hämarginat. Die Lösung ist venenreizend, weshalb großlumige Venen oder besser zentrale Venenzugänge bevorzugt werden sollten. Einige Zentren empfehlen aufgrund einer besseren venösen Verträglichkeit der NaCl-Lösung 10 ml 20 %ige Humanalbuminlösung beizugeben. Die Infusion sollte über einen kurzen Zeitraum (ca. 15 Minuten) einlaufen. Im Anschluss sollte mit reichlich isotoner Lösung nachgespült werden. Die Therapie sollte bei starkem Verdacht und bei schweren Verläufen unverzüglich eingeleitet werden Da nicht alle Klinik- oder Notapotheken das Medikament vorrätig haben, muss es ggf. frühzeitig bestellt werden. Eine deutliche klinische Besserung wird meist nach zwei bis drei Tagen beobachtet.

Die Beobachtung, dass Fasten und Hypoglykämien Schübe auslösen können und die Gabe hochkonzentrierter Glukoselösungen Schübe lindern mögen, führte dazu, dass früher die Gabe von höher konzentrierten Glukoselösungen als Therapie der ersten Wahl angesehen wurde. Da die Wirkung aber begrenzt und insbesondere bei Hyponatriämie die zusätzliche Gabe von Glukoselösungen nicht unproblematisch ist, sollten Glukoselösungen (4–6 g/kg KG/d) heute nur noch als überbrückende Therapie bis zum Eintreffen der Hämarginatlösung oder als ergänzende Therapie betrachtet werden.

Die Patienten leiden im Schub oft an erheblichen neuropathisch bedingten Schmerzen. Übliche Schmerzmittel sind meist von geringem Nutzen oder sind selbst schubauslösend. Die Indikation zur Gabe von Morphin oder Pethidin ist daher rasch und großzügig zu stellen. Bei geringer Schmerzsymptomatik oder ergänzend zum Morphin kann Acetylsalicylsäure oder Gabapentin gegeben werden.

Die supportive Therapie kann in der Behandlung der Übelkeit z. B. mittels Ondansetron bestehen. Tachykardie und Hypertonie können z. B. mit Betarezeptorenblocker behandelt werden. Bei Krampfanfällen ist die Gabe von Magnesiumsulfat und Gabapentin möglich.

Die Paresen können sich nach rascher Therapieeinleitung wieder vollständig zurückbilden, zumindest aber deutlich bessern. Entscheidend hierfür ist neben der spezifischen Therapie der möglichst frühe Beginn einer gezielten Physiotherapie. Der Erholungsprozess kann durchaus mehrere Wochen in Anspruch nehmen.

Nachbetreuung

Patienten, die einen schweren Schub einer akuten Porphyrie erlitten haben, sollten zur biochemischen und humangenetischen Verifizierung und Subtypisierung an ein Zentrum mit Erfahrung in der Behandlung von Porphyrien vermittelt werden. In diesen Zentren werden die Patienten bezüglich der Meidung schubauslösender Medikamente und Situationen beraten. Die Patienten sollten auch mit einem internationalen Notfallausweis ausgestattet werden. Auch wenn in den meisten Fällen nur ein oder wenige schwere Schübe im Leben auftreten, sollten die Patienten regelmäßig nachuntersucht werden, da auch bei oligosymptomatischen Patienten möglicherweise das Risiko für Nierenfunktionsstörungen und für das Auftreten hepatozellulärer Karzinome erhöht ist.

Bei wenigen Patienten kommt es zu immer wiederkehrenden schweren Schüben. In einigen Fällen sind diese Schübe an die Gestagenphase des weiblichen Zyklus gekoppelt. In diesen Fällen kann durch die Gabe von Gonadotropin-Releasing-Hormon-Agonisten die Anfallshäufigkeit gesenkt werden.

Einige Patienten mit sehr schweren Verläufen können auch durch prophylaktische Hämarginat-Gaben behandelt werden. Hierbei ist aber zu beachten, dass die Patienten in der Regel einen zentralen Venenzugang (Port) benötigen und Normosang® zur prophylaktischen Therapie formal nicht zugelassen ist. Auch existieren Hinweise, dass eine zu häufige Gabe im Verlauf ggf. zum Wirkungsverlust führt und eine langdauernde Therapie zu einer signifikanten Eisenüberladung führen kann.

In Kürze steht für diese Patienten mit dem Wirkstoff Givosiran, welches als small-interference RNA-Molekül die Synthese der ALAS vermindert, möglicherweise eine Alternative zur Verfügung [7,8]. Bei sehr schweren Verläufen ist auch eine orthotope Lebertransplantation als ultima ratio möglich.

10.7 Übersicht

Faktoren, die zu einer Induktion der Häm-Synthese führen und somit schubauslösend sein können, sind:
- Arzneimittel (insbesondere Induktoren des Cytochrom-Systems)
- Hormone (insbesondere Gestagene)
- Hypoglykäme Zustände (insbesondere Nahrungskarenz und Ausdauersport)
- Xenobiotika
- Nikotin
- Alkohol
- Stress
- Entzündung/Infektion

Das Wichtigste in Kürze:
- bei gleichzeitigem Auftreten von diffusen Bauchschmerzen und neurologisch-psychiatrischen Symptomen an akute Porphyrien denken
- deutliche Erhöhung von Delta-Aminolävulinsäure und Porphobilinogen im Spontanurin sind stark hinweisend auf eine akute Porphyrie
- bei Verdacht auf Schub einer akuten Porphyrie ist eine sofortige Therapieeinleitung geboten

- die Gabe von Hämarginat (bei Erwachsenen 1 Ampulle mit 250 mg) ist die Therapie der ersten Wahl. Die Infusion muss lichtgeschützt über eine große Vene, meist einen zentralen Venenzugang, gegeben werden; die Therapie wird an den folgenden 3 bis 5 Tagen jeweils wiederholt
- bei der supportiven Therapie nur sichere Medikamente verwenden
- bei schweren Schüben sollte die Behandlung auf einer Intensiv- oder intermediate care- Station erfolgen

Wichtige Internetseiten

http://www.drugs-porphyria.org/
http://www.porphyria.net

Literatur

[1] Stölzel U, Kubisch I, Stauch T. Porphyrien – was ist gesichert? Internist. 2018;59:1239.
[2] Bonkovski HL, et al. Porphyrin and Heme Metabolism and the Porphyrias. Compr Physiol. 2013;3:365.
[3] Phillips JD. Heme biosynthesis and the porhyrias. Molecular Genetics and Metabolism. 2019;128:1.
[4] Lenglet H, et al. From a dominant to an oligogenic model of inheritance with environmental modifiers in acute intermittent porphyria. Human Molecular Genetics. 2018;27:1164.
[5] Marsden JT, Rees DC. Urinary excretion of porphyrins, porphobilinogen and δ-aminolaevulinic acid following an attack of acute intermittent porphyria. J Clin Pathol. 2014;67:60.
[6] Mustajoki P, Nordmann Y. Early administration of heme arginate for acute porphyric attacks. Archives of Internal Medicine. 1993;153:2004.
[7] de Paula Brandão PR, Titze-de-Almeida SS, Titze-de-Almeida R. Leading RNA Interference Therapeutics Part 2: Silencing Delta-Aminolevulinic Acid Synthase 1, with a Focus on Givosiran. Molecular Diagnosis & Therapy. 2019;380:1
[8] Balwani M, et al. Phase 3 Trail of RNAi Therapeutic Givosiran for Acute Intermittent Porphyria. N Engl J Med. 2020;382:2289–301.

Stichwortverzeichnis

www.ingramcontent.com/pod-product-compliance
Lightning Source LLC
Chambersburg PA
CBHW062014210326

41458CB00075B/5406